U0204456

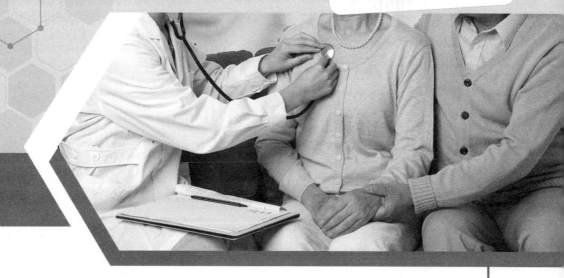

医务社会工作
在社区服务中的应用研究

蒋卓晔◎著

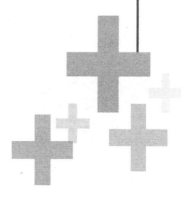

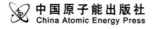

中国原子能出版社
China Atomic Energy Press

图书在版编目（ＣＩＰ）数据

医务社会工作在社区服务中的应用研究 / 蒋卓晔著 . -- 北京：
中国原子能出版社, 2020.4 （2021.9重印）
ISBN 978-7-5221-0498-0

Ⅰ.①医… Ⅱ.①蒋… Ⅲ.①医疗卫生服务—社区服
务—研究—中国 Ⅳ.①R199.2

中国版本图书馆 CIP 数据核字(2020)第 056129 号

医务社会工作在社区服务中的应用研究

出　　版	中国原子能出版社(北京市海淀区阜成路43号 100048)	
责任编辑	蒋焱兰（邮箱：ylj44@126.com　QQ：419148731）	
特约编辑	黎月兰　周　亚	
印　　刷	三河市南阳印刷有限公司	
经　　销	全国新华书店	
开　　本	787mm×1092mm　1/16	
印　　张	13.25	
字　　数	200千字	
版　　次	2020年4月第1版	2021年9月第2次印刷
书　　号	ISBN 978-7-5221-0498-0	
定　　价	45.00元	

出版社网址：http://www.aep.com.cn　E-mail：atomep123@126.com
发行电话：010-68452845　　　　版权所有　侵权必究

前言

随着现代社会的经济发展和现代医学的进步,人们的物质文化生活水平不断提高,人们对健康的要求也在逐渐提高。同时,由于城镇化的推进和社会的转型,我国的传统社区也开始向现代社区转变,这种转变为社区居民营造一个良好环境,对建设现代社区具有重要意义。要建设和谐社区,就需要从社区服务这一关键环节入手,努力改善社区就医、公共卫生和精神健康等方面的环境。

目前,改进与管理社区医疗服务逐渐成为我们评估新医改政策实施效果的全新标准,社区医疗卫生服务的向前发展变得非常重要。作为医疗卫生保健工作的一部分,医务社会工作介入社区服务之中,一方面是社区里的病人及其家属有这种需要,另一方面是现代医疗卫生保健工作和科技发展的结果。医务社会工作人员作为社会医疗卫生保健团队中的成员,承担着探索疾病中的社会因素、人际关系与心理情绪的任务,也需要作为病人、家属和医护人员的纽带。总体而言,医疗卫生保健服务是作为社会福利通过医务社会工作直接参与到社区服务之中,是通过医务社会工作的实务来实现发展人民福利的理想。

医务社会工作作为社会服务工作的分支之一,在社区服务中的应用还处于一个初期的探索阶段,由于当前医务社会工作发展的实际和整个社会发展的现实环境,医务社会工作直接介入社区进行服务还是比较困难的。此外,医务社会工作在社区服务中所实施的各个环节都有待加强。为了使医务社会工作顺利开展,能够更好地应用于社区卫生及健康服务之中，从而提升社区的服务功能和作用、为居民提供医疗福利和福祉，因此十分有必要分析医务社会工作在社区中的应用。医务社会工作的专业性较强，有其独特的专业理念和方法，在研究其在社区服务的应用过程中，需要了解社区服务和医务社会工作的相关理论、专业和方法，同时对医务社会工作在社区服务中的应用途径和模式进行研究，对服务过程中遇到的问题进行分析，从而发现问题和解决问题，探索出一条促进医务社会工作本土化的有效途径，改善社区的医疗卫生服务，推进社区的和谐发展。

基金项目：北京市哲学社会科学规划基金项目 北京市应急救护组织管理与应急联动体系建设研究
项目编号：15SHB010

基金项目：中央高校基本科研业务项目 京津冀协同背景下的乡村社区治理组织模式研究
项目编号：FRF-TP-15-060A1

基金项目：中央高校基本科研业务项目 社会转型背景下公共治理体制与机制创新拓展研究
项目编号：FRF—BR—16—006B

基金项目：中央高校基本科研业务项目 精准扶贫度学模式的实践应用与理论创新研究
项目编号：FRF-0T-17-008

基金项目：中央高校基本科研业务项目 新时代中国社会治理创新研究
项目编号：FRF-BR-18-005B

目 录

CONTENTS

第一章　社区服务相关概念与理论

第一节　社区服务的概念和特点

社区服务是随着我国改革开放的不断深入和社会结构的日益转型而发展起来的一项城市市民工程,是我国社会福利制度社会化改革的重要组成部分,属于城市基层工作的范畴,是正在发展的朝阳事业,它包含着丰富的内涵。本章主要阐明社区服务的概念和特点、社区服务的功能和意义、社区服务的原则和目标、社区服务的内容和方法,以便我们对社区服务有一个总体把握。

一、社区

(一)社区的概念

中文"社区"的概念是从英文community翻译过来的。1933年费孝通等燕京大学的一批青年学生在翻译美国著名社会学家帕克的社会学论文时第一次将英文的community译为汉语"社区",后来成了中国社会学的通用术语。[①]

社区这个概念从它产生的那天起,人们对它的界定就不统一。美国芝加哥学派代表人物帕克是最早给社区概念下定义的社会学家之一。1936年,他在《城市社会学》中指出:"社区是占据在一块被或多或少明确地限定了的地域上的人群的汇集。"他强调区域和人群的汇聚。1956年美国社会学家希勒里在综合不同定义的基础上,给社区下

[①]王世强.社区服务项目设计[M].北京:中国社会出版社,2017.

了定义,即"社区是指包含着那些具有一个或更多共同性要素以及在同一区域保持社会接触的人群"。这个定义突出了社区中人的社会性及其在一定地域内的活动,简单明了,但过分强调概括性,显得过于抽象。

到1981年,美籍华人教授、社会学家杨庆堃统计发现,有关社区的定义有140多种。在这些定义中,有的从社会群体、过程的角度去界定社区;有的从社会系统、社会功能的角度去界定社区;有的从地理区划(自然的与人文的)去界定社区;也有的从价值观、生活方式的角度去界定社区;还有人从归属感、认同感及社区参与的角度来界定社区。这些定义从一个侧面反映出社区在人们生活中的重要性,也反映出社会学界对社区的关注程度。同时,社区定义之繁多,也从另一个侧面说明,在不同的历史时期和发展阶段、在不同的国家和地区、在不同的文化背景下,社区是多元化且不断发展变化着的,没有一个单一模式的社区,也没有一成不变的社区。

综合国内外的学者的定义及我国的实际情况,笔者认为:社区是指聚集在一定地域范围内,由互相交往的人群和社会组织所组成,形成特有的共同文化,并相对独立的人类生活共同体。社区是区域性的小社会。从学术上来说可大可小,可以指一个城市居民小区或者一个自然村庄、也可以指一个城市或者一个乡。从实际操作层面来说,在城市里,社区往往就是一个城区、一个街道、一个居民小区或者一个集办公与生活为一体的大型单位;在农村往往就是指一个自然村庄或者一个行政村、一个乡。

(二)社区的构成要素

社区作为居民生活的共同体,通常包括四个基本要素,即地域、人口、组织结构和文化。其中地域是社区的自然地理和人文地理的空间载体,人口是社区运作与变迁的主体,组织结构是开展社区活动的社会组织形式,而文化则是社区范围内具有特质的精神纽带。每一个要素都具有丰富的内涵,笔者有必要对社区的构成要素及其相互关系加以介绍和分析。

1.地域要素

社区是地域性社会,必须占有一定地域范围,它是人们从事社会活动的区域。一般地说,一个社区居民的主要活动都集中在某一特定的地域里,这个特定的地域就是社区的地理界限。因此,没有地域要素,社区就不可能存在。

这里的地域要素,涵盖了其自然地理条件和人文地理条件,如自然地理条件就包括了所处方位、地貌特征、自然资源、空间形状与范围等,而人文地理条件则包括了人文景观、建筑设施等。因此,每一个社区总是和其特定的地理环境特征联系在一起,如山村社区、平原社区、河流地带的社区等。正是这些地理特征,使之与其他社区相区别。即使自然地理环境类似的社区,由于其人文地理的特征(如一座斜拉索大桥、一座教堂、一栋摩天大楼等)而与其他社区相区别。那么,社区的边界如何来确定、社区的范围多大才是合理的?事实上,相对于一个国家、一个省、一个大中城市来说,社区是一个微观型的地域社会,其界限是相对的、范围大小不等、人口多寡相异,但现代社会学的社区研究一般都选择某个中小城镇,或大中型城市中的某个居民区,或农村社会的某个乡、某个村落等。与此相应的是,无论是西方国家还是东方国家,一个街区、居民区、中小城镇、乡村群落等地域要素,往往又是同一定的行政区划相吻合的,都可以称之为社区。所以划分社区地域总的原则是,界限不能太大,应限制在居民日常生活能够发生互动的范围之内,或者限定在能够满足居民基本需要的生活服务设施、组织结构可以发挥作用的范围之内。就中国情况来看,农村中的一个乡镇、一个村庄或城市中的一个街道、一个居民小区等,皆可界定为范围大小不一的社区。

这里之所以强调社区的地域要素特征,一是为了更好地区别与人们发生互动关系的政治性社群、职业性社群等(它们皆是跨区域的群体),二是在社区的外延上更好地与国家、城市等概念相区别,从而更全面地把握社区的特征。

2. 人口要素

人是社会的主体,也是社区生活的主体。一定数量的人口是一切社会群体所必需的构成要素,当然也是社区构成的要素。那么,其他社会群体和社区构成的人口要素有何差别? 社区构成的人口要素是指居住在本区域内的居民,非居民应排除在外,而其他社会群体构成要素的人口划分则可以是跨区域的。明确了这个前提,就可以来讨论社区人口状况的各个子要素了。

社区人口状况的子要素,主要包括人口的数量与质量、人口的结构、人口的分布与流动状况等。数量状况是指社区内居民人口的多少;质量状况是指社区内居民人口在素质方面的情况,包括身体素质、文化素质、思想素质、道德修养等;人口结构亦称人口构成,是指社区内各个类型居民人口的数量比例关系,如科学家、教师、工程师、工人、出租车司机、失业者等之间的数量构成,以及不同性别与不同年龄的人口的比例等;人口分布是指社区内人口的密度大小,也是指居民及其活动在社区范围内的空间分布状况;而人口流动则是指社区内居民数量的进出与增减及其在空间分布上的变化。

在现代,对于社区人口要素的状况及具体的数据,不仅政府、社会学家极其重视,一些社会团体、企业也非常看重。如人口素质状况这一子要素所反映出的文化道德素质、犯罪率高低等;居民人口构成子要素所反映出的职业身份、地位等;这些都是许多机构进行社区开发前希望了解的资料。对此,一些发达国家的城市或地区,都已能在互联网上或用其他形式提供相关的资料。当然,社区人口要素方面的数据,最初总是通过人口调查(人口登记、人口普查或人口抽查)获得的。

3.组织结构要素

每个社区都有它的组织形式。社区的组织结构主要指社区内部各种社会群体和组织的内部及它们之间的互相关系和构成方式。社区内的社会群体和社会组织在不同的历史时期、不同的发展阶段,其种类、数量以及相互关系总是不同的。一般而言,在经济与社会发展水平较低的阶段,由于社会分工程度较低,人口的同质性较强,社区内社会群体的种类相对较简单,整合社区各种资源的社会组织的门类及功能也就相对简单。反之,经济与社会发展水平越高,社会分工就越细,社区内社会群体的种类就越趋向多样化,而整合社区资源的社会组织的门类就会越多,其功能也必然趋向多样化和复杂化。当前我国城市社区中的组织和群体主要有党组织、咨询中心、家庭、邻里、生产经营部门、商业单位、党政机关、村委会与居委会、社会团体、文化团体、学校和医院等。在经济、社会与文化比较发达的城镇社区,社会群体还包括以各种形式活动着的志愿者队伍,各种文化、体育与娱乐性群体,诸如书画社、京剧票友会、舞蹈队等。一个社区,如果其居住环境舒适安逸、管理有序、居民的社区认同感强,则说明该社区的社会群体与组织之间的互动关系处于良性的状态。

对社区组织的研究包括三个层面,即社会群体与组织内部的构成研究、社会群体与组织的运作架构的研究、社会群体与组织之间的互动关系的研究,其中互动关系是社区组织结构要素研究的重点。对从事政府行政管理、公共事务服务、社区研究的人员来说,加强社区组织结构的研究是十分重要的。

4.文化心理要素

社区文化是一个较复杂、较难理解的概念,不同学者的解释各有差异甚至大不相同。一般来说,社区文化包括历史传统、风俗习惯、村规民约、生活方式、交际语言、精神状态、社区归属感与社区认同感等。不同的社区文化都是不同社区的地理环境、人口状况和居民共同生活的历史与现实的反映,而且,社区文化总是有形或无形地为社区居民提供着比较系统的行为规范,不同程度地约束着社区居民的行为方式与道德实践,客观上对居民担负着社会化(社教化)的功能和对居民生活提供某种心理支持。此外,社区文化也是区分不同社区的重要特征,由于受不同历史传统、地理环境和人口构成的影响和作用,社区文化呈现出一定的地域性与特殊性。例如,传统的乡村社区由于经济不发达、分工程度不高,居民的同质性较强,异质的或外来的文化难以立足,故本社区的文化就具有明显的保守特征。而在现代化城市社区中,经济发展水平相对较高、社会分工较细,居民人口的异质性突出。在这种条件下,异质人口的互动频繁,先进的观念和文化易被接受,故社区文化表现为多样化和开放性。再如,沿海地带的社区文化与高原地带的社区文化、南方热带地方的社区文化与北方寒冷地方的社区文化、富人聚居区的社区文化与贫民区的社区文化等,各有特色,无不打上了其地域的、经济的、思维方式的文化烙印。

社区的性质、规模、结构等方面的不同,还会对社区成员的心理和行为产生不同的影响,生活在不同类型社区的人会具有不同的心态和行为方式,形成一定的认同感和归属感。而认同感和归属感是社区内人群相互联系的纽带。传统社区中人们的认同感和归属感比较强烈,所谓"美不美家乡水,亲不亲故乡人",就是这种感情的典型反映。现代城市社区的认同感和归属感的前提条件是社区的环境与质量,当居民居住在一个环境优美、卫生整洁、服务上乘、自由舒适的社区时,其文化上的认同感和归属感是必然的。但是,由于城市社区人口的异质化,同时也会产生"社区冷漠"现象,社区成员社区参与意识较差。

(三)社区的特点

社区与社会、社会群体相比有着明显的区别,这些区别主要体现在以下几个方面。

1.社区是一个综合的社会实体

社区不仅包括一定数量和质量的人口,而且还包括由这些人所组成的社会群体和社会组织;不仅包括人们的经济生活,而且还包括人们的政治生活、文化生活;不仅包括血缘、地缘关系,而且还包括经济关系;不仅包括一定的地域,而且包括人们赖以进行社会活动的生产资料和生活资料。社区包括了社会有机体的最基本内容,是宏观社会的一个缩影。

2.社区是人们参与社会生活的基本场所

社区是最基本的人类生活共同体,也是绝大多数社会成员的生活基地,因此,人们的基本生活活动大多在本社区范围内进行,人们在这里从事生产劳动、商业经营、文化教育、科学技术、社会管理、社会服务等职业活动,以此获得经济收入,作为本人及家庭的生活来源。人们在这里以家庭为单位消费各种生活资料,满足衣、食、住、用、行等生活需要。在这里人们通过长期的共同生活和互动建立起多种人际关系,交流感情和思想、解决生活难题等。另外,绝大多数居民作为某一社区的正式成员,从这个意义说,社区还是人们参与政治生活的基本场所。

3.社区是以聚落作为自己的依托或物质载体的

所谓聚落是指人类各种形式的居民场所,它不单纯是房屋建筑的集合体,还包括与居住直接有关的其他生活设施。我国城乡的聚落形式有村落、集镇、县城和城市等,它们都是社区的依托或物质载体。一般来说,一个社区的构成要素大多聚集在了聚落之中,人们的基本生活也是在聚落这一地域空间内进行的。

4.社区是发展变化的

社区是从农业社会时期人们定居形成村落开始的,农村村庄是人类社会最早的社区形式,随着城市的兴起才出现了城市社区。数千年来,无论是农村社区还是城市社区,其内部结构、社会性质等都在不断发生变化,因为社会在不断发展,因此社区的发展变化也是永久性的。

5.社区有多重功能

相比社会组织的单一功能和目标,社区的功能是多方面的。它的多样性是由社区要素、内容和居民需求的多样性决定的。关于社区的各种功能,下文有进一步论述。

(四)社区的功能

社区的功能是指社区各部分对社区整体的作用。社区的功能主要有:经济生活、社会化、社会控制、社会福利保障、社区参与等。

1.经济生活功能

经济生活功能即生活、分配、交换、消费的功能,表现为社区通过生产或进口为其成员提供衣、食、住、行等基本的生活必需品和服务,并为社区成员提供就业与谋生的机会,担负这一功能的主要是社区的各个经济组织。社区的工厂、商店、旅店、餐馆和其他项目等,能为居民提供生产、流通、消费、娱乐、文化等服务。一个大的社区的生产和消费不仅在本社区内,同时还流通到邻近社区、辐射到其他社区。费孝通先生提出了中国腾飞以长江为大动脉,以上海为龙头,辐射到全国的"龙头说"。这个理论就是以上海社区的经济建设带动整个长江流域,使南京、武汉、重庆等大型城市发挥龙身龙尾的作用,辐射到全国以促进城乡社区经济发展。

2.社会化功能

社会化指自然人成长为社会人的过程。社会通过各种教育手段,使自然人逐渐学习社会知识、技能与规范,从而形成自觉遵守与维护社会秩序和价值观念与行为的方式,取得社会人的资格,这一成长过程即社会化。社区有一套社会化的体系,对社区成员起社会化的功能。如社区的文化教育活动对青少年、成年人都会产生重大影响。社区所有成员在参加社区各项活动中受到教育,不断社会化。

3.社会控制功能

社会控制具有把维护社会稳定的任务落实到基层社区的功能,社区通过社会化来实现其对成员的内在控制,通过各种组织及其规章制度来实现它对成员的外在控制,以维护社会秩序。社区各类机构与团体在维护社区秩序、保障社区安全等方面发挥重要作用。社区有一套完整的社会控制体系,一方面发挥正面教育作用,鼓励人们遵守社会规范,维护社会秩序;另一方面对违反社会规范的人给以惩罚,使其发挥反面教育的作用。社区的风俗习惯和规范约束居民的行为,社区的赞誉与责备等社会舆论促使居民遵守社区的风俗习惯和规范。

4.社会福利保障功能

社区通过组织社会福利机构与居民互助体系,发动组织本社区的力量,为社区成员解决困难和提供各种福利服务,它所提供的是就地、直接和及时的帮助。这种功能表现为社区福利部门或慈善团体、民政部门扶贫助弱,社区居民之间的相互帮助、互相支援,社区医院、诊所为居民提供医疗保健服务等。守望相助、邻里相帮是我国社区居民的一个优良传统,一个友好的"近邻"胜过亲密的"远亲",他能解你"燃眉之急"。许多生活中的困难,往往消化在邻里的互助之中。

5.社区参与功能

社区是居民生活交往的场所,也是社会成员直接参与社会事务活动的地方。社区通过其基层组织开展各种社会活动、文化娱乐活动、体育活动等,促进人们相互交往与互动,提高社区居民的参与意识。社区越是能动员其居民积极参与社会活动,就越有利于促进社区的建设与发展。

社区为居民提供经济、政治、教育、康乐和福利等方面活动的参与机会,促进社区内人们的相互交往与互助,使居民对社区有更多的投入和更强的认同感,提高社区的价值整合。通过社区开展各种社会活动、文化娱乐活动、体育锻炼活动,提高社区居民们的参与意识。在参与社区活动中产生互助,发挥居民的潜能,充分挖掘社区资源,促进社区的繁荣与发展。

社区的功能随着社区的变迁和发展而发生相应变化。现代社区的发展趋势是一方面在复杂化,一方面在专门化。一个大的社区往往包含有商业区、文化区、政治区、工业区、开发区中的数种甚至全部,正是这些不同区块的组合为社区提供了社会生活的各种功能。

二、社区服务的概念与相关理论

(一)社区服务的主要概念

1.社区服务的概念

社区服务是在工业化、城镇化进程中产生的,最早出现在19世纪80年代的英国。自1884年的巴涅特在伦敦东区建立了第一座社区睦邻中心——汤因比馆后,类似的社区服务机构在英、美等西方国家相继建立起来。20世纪30年代社区服务事业先后纳入一些国家和地区政府的公共福利政策范畴,并伴以相关的法律保障。在我国,社区服务是改革开放的产物,20世纪80年代后期,民政部开始倡导发展社区服务,并从理论上界定社区服务的含义、性质和目标。1992年中共中央、国务院发布了《关于加快发展第三产业的决定》,首次将社区服务列入第三产业的范畴,并指出要优先发展。于是社区服务便成为我国的特殊第三产业。随后,民政部又联合国务院所属的13个部委颁布了《关于加快发展社区服务业的意见》。这两个文件的出台很大程度上推动了我国社区服务实践和理论研究的发展。"社区服务"这一概念日益为广大城市居民熟悉、接受。社区服务事业与居民生活逐渐变得息息相关。

社区服务这个概念在西方国家用得不多,他们一般用"社区照顾""社会福利服务"等概念。在我国,社区服务这个概念则是一个不断丰富和完善的过程。1987年,民政部在大连召开的民政工作会议上首次界定社区服务是"在政府的领导下,发动和组织社区内的成员开展互助性的社会服务活动,就地解决本社区的社会问题"。1993年,14部委联合发布的《关于加快发展社区服务业的意见》认为,社区服务就是"在政府的倡导下,为满足社会成员多种需求,以街道、镇、居委会和社区组织为依托,具有社会福利性的居民服务业"。结合近十多年来我国社区服务的具体发展,笔者对社区服务这个概念有了一个比较成熟的界定。

笔者认为:社区服务是指在党和政府的扶持和指导下,为满足居民的多类型、多层次需求,调动社区资源,依托社区,由社区机构和志愿者向社区弱势人群及广大居民提供的具有社会福利性、公益性、互助性服务的活动。它是社会保障的重要组成部分,属于社会服务保障的范围。

2.社区服务的组织依托

从具体执行者看,社区组织是社区服务的主体。社区服务以街道、居委会等基层组织为基础和依托而展开,不仅具有地域性,而且具有组织性和群众性。

3.社区服务的活动方式

社区服务的活动具有群众性和互助性等特点。群众性是就社区服务对象的普遍性而言的,不仅包括弱势群体、优抚对象,还包括社区中所有需要社区服务的居民。互助性是指社区服务在很多情况下都是社区与居民之间、居民与居民之间的互助服务。社区内的成员既有享受服务的权利,也有服务于他人的义务,社区服务过程中需要重视开发来自社区居民的资源。

4.社区服务的途径

社会化是社区服务的重要途径。随着政府职能的转变和政企、政事、政社的分离,政府将不再直接从事社区服务设施的管理和社区服务的生产,其职能将转由不以营利为目的、主要从事社会公共事务和公益事业的非营利组织来承担。动员包括非营利组织在内的各类社会组织和居民群众参与社区服务,走社区服务社会化的路子,是社区服务的发展方向。

5.社区服务的程序

社区服务是一种专业性的社会服务活动,是以各种形式为他人提供某种特殊使用价值的非生产性活动。从过程上看,社区服务是一种程序性的活动。从社区服务的调查、设计到组织实施,这一系列活动都具有一定的工作程序。程序性也是社区服务的一个重要特征。

6.社区服务的目的

社区服务的目的是解决本社区居民,尤其是弱势群体的实际生活困难和不便,不断满足社区居民的物质与精神文化需要,并以此增强其对社区的归属感、认同感,调动居民对社区参与的积极性,为社区建设与发展提供源源不断的动力。

(二)社区服务的相关理论

1.福利多元主义理论

1986年,罗斯提出了福利多元主义理论,开启了社会福利多主体研究的新视角。他认为国家作为公民福利的提供者其重要作用不容小觑,但不应该是垄断的角色。他还主张不应该让国家单独承担社会福利,福利是全社会的产物,同时应该融入市场和家庭在提供社会福利中的作用。因此,社区服务应充分认识到国家、市场和家庭三者相互配合的机制,在社会福利来源上保持多元主体共同分担、相互补充。

2.新公共服务理论

以美国公共管理学家登哈特为代表的学者在对新公共管理理论进行研讨时,创立了一个新的公共管理理论,即"新公共服务理论"。新公共服务理论是关于公共行政在以公民为中心的治理系统中所扮演角色的一系列思想和理论。新公共服务理论对新公共管理理论的批评和改进主要体现在三个方面:一是公共管理者不只是企业家,除了必须具备的足智多谋以外,还要注意其他方面。二是探讨了公共管理应当是以民主、公正为主还是以效率为主的问题。新公共管理理论将经济、效率和效益作为价值基础,忽略了公共管理中对管理人员公正的要求,不能履行公共行政保护民主和公正的职能,也不能达到道德水准的要求。公共行政必须是一种民主治理,政府用公共行政来更好地符合和达到社会公平目的。三是探讨了公共服务消费者的身份问题。新公共服务理论认为其消费者更重要的是作为公民的身份而非作为顾客的身份。

新公共服务理论是以公民为中心的治理理念,它把公民放在整个治理体系中的最重要部分,推崇公共服务精神,以此来提高公共服务的价值、体现公民意识。新公共服务理论用一种基于公民权、民主和为公共利益服务的新公共服务模式来代替以经济理论为基础的公共管理模式。

3.市民社会理论

市民社会理论主张人生而自由和平等、享有若干基本人权,社会成员的权利优先于国家的权力。市民社会理论反对专制主义,肯定社会自我组织的能力。在马克思著作里,市民社会是一个非常重要的概念,马克思在创立唯物史观时频繁使用这个概念。马克思认为:"市民社会是一个社会组织,它是直接从生产和交往中发展起来的。"市民社会是与政治国家相分离的独立社会,这种政治国家与市民社会的二元分离就是把市民社会本身的权力还给市民社会。

4.治理理论

英文中的"治理"(governance)概念源于古典拉丁文和古希腊语,原意是控制、引导和操纵之意。在20世纪70年代末,治理理论开始兴起。俞可平在《从统治到治理》一文中认为:"治理是指在一个既定的范围内运用权威维持秩序,满足公众的需要。治理的目的是在各种不同的制度关系中运用权力去引导、控制和规范公民的各种活动,以最大限度地增进公共利益。从政治学的角度看,治理是指政治管理的过程,它包括政治权威的规范基础、处理政治事务的方式和对公共资源的管理。它特别地关注在一个限定的领域内维持社会秩序所需要的政治权威的作用和对行政权力的运用。"治理理论对传统的国家和政府权威提出挑战,它不认为政府是国家的唯一权力中心,各种公共机构和私人机构只要其行使的权力得到了公众的认可,就可能成为权力中心。

三、社区服务的特点

与其他类型的服务相比,社区服务主要有福利性、群众性、地缘性和互助性几个特点。

(一)福利性

福利性是社区服务最本质的特点。相对经营性而言,社区服务把社会效益放在首位,不以营利为目的,而以满足社区居民的基本物质生活和精神生活为目标。在服务对象上,社区服务首先着眼于最需要提供帮助的弱势人群;在服务方式上,社区服务区别不同对象,实行有偿、低偿、无偿服务相结合,经营的收入用于服务的再投入,使社区服务获得自我生存、自我发展的内在动力。

(二)群众性

社区服务从某种程度上说,就是一种群众自我服务的形式,群众的事情群众自己办理,依靠社区居民群众,又服务于群众。只有依靠群众,社区服务才能具有坚实的群众基础,获得巨大的能源,汲取丰富的营养,使社区服务长盛不衰;只有服务群众,处处为群众着想,真正为他们解决实际问题,使其得到实惠,社区服务才能获得群众支持;只有吸引广大居民参与,才能形成庞大的志愿者服务队伍,使社区服务拥有充足的服务资源。

(三)地缘性

社区服务的地缘性特点主要表现在服务范围有一定的地域界限,是一种就近性、属地性服务。服务对象以辖区成员为主,着眼于利用和开发本社区资源;服务内容的确立,服务方式的选择都要根据社区情况而定,以满足本社区群众的需要为前提。

(四)互助性

社区服务的互助性特点主要体现在群众既是参与者,又是受益者,体现了"我为人人,人人为我"的社区精神和风尚。

第二节　社区服务的功能、原则及目标

随着社区功能的不断强化,社区服务在居民生活中发挥的功能也在日益增强。社区服务是一项涉及多个方面的社会服务工程,需要坚持一定的原则,才能在开展社区服务的过程中做到规范有序,科学合理。社区服务是有规划、有指导思想、有宗旨和任务及目标的工作,而不是盲目进行的社会活动。

一、社区服务的功能

改革开放数十年来,我国的政治经济体制发生了巨大的变化,这些变化带来了居民生活的巨大改变。改革导致小政府大社会,政府过去的许多职能被剥离出来,并逐渐向社区转移;许多国营企业转换经营机制,原有的格局逐渐改变,这些社会化的服务也逐渐转向了社区,过去的"单位人"变成了"社区人"。[1]经济社会的发展,服务需求的种类和层次在不断增加,社区服务填补了这些增加的需求,在我国的政治、经济、社会、文化中都具有不可忽视的功能。

(一)支持功能

社区不但可以承接企业、事业机关单位在改革中逐步向社会转移的社会化服务、减轻它们的负担和压力;还可以根据各单位的需要向它们提供相应的各项服务,以支持它们的发展。社区做好各类服务,

---

[1]岳经纶,刘洪,黄锦文.社会服务[M].北京:中国社会出版社,2011.

为各单位的发展营造一个良好的生产和生活环境,同时社区还发挥单位和居民之间的桥梁纽带作用,让社区居民和驻区单位之间形成一种支持的关系。

(二)满足功能

社区可以充分调动社区内部资源,满足社区居民的各层次的需要。随着社会的发展,人口老龄化、家庭结构小型化、居民生活方式多样化,居民的各种物质生活和精神生活需求可以通过有效的社区服务得到满足。

(三)保障功能

每个社区都存在弱势人群,他们包括老年人、儿童、青少年、残疾人、妇女等,他们的基本生存权利和发展权利应该得到保障。社区可通过开展服务使人的基本权利得到实现或者不受侵害。

(四)稳定功能

随着社会的发展,新的矛盾和问题随之出现。针对社区里的优抚对象、失业人群、边缘人群,他们的服务做好了,就可以减少许多的社会不稳定因素,在社区解决好这些问题有利于国家的稳定和发展。

(五)预防功能

社区服务人员通过对社区的调查分析,了解社区的各种情况。对于那些可能会出现的问题,可以通过开展加强服务有效防止某些社会问题的出现,或及时加以制止,以免事态的进一步恶化和扩大。

(六)整合功能

社区服务还可以发挥几个方面的整合作用:一是整合社区资源,每个社区都拥有自己比较独特的地理资源、生物资源、人力资源、环境资源、人文资源等,通过社区服务可以将它们很好地整合起来,发挥作用;二是整合人际关系,一个社区的居民往往需要通过开展各种活动来达到互动,以融洽相互之间的关系,对社区形成一种归属感和认同感;三是整合社区功能,为社区居民和驻区单位提供服务,成为居民和驻区单位的美好家园。

二、社区服务的原则

社区服务是一项公共服务事业，为了保证它健康有序发展，必须要遵守一定的原则。

（一）以人为本的原则

社区服务是为社区居民提供服务的，它的最终目的是促进人的全面发展和社会的不断进步。因此必须尊重社区居民的需要。服务的对象要首先考虑最需要服务的人群，即弱势人群、优抚对象、边缘人群，然后才是一般居民；服务的内容和项目要充分尊重社区居民的实际情况，不能搞花架子工程、搞华而不实的服务；服务的形式要考虑到社区居民的各种情况，尽可能多样化。

（二）社会化方向的原则

社区服务属于社会福利体系，我国根据实际国情，决定走社会福利的路线。社区服务社会化就是指服务对象全民化、服务项目系列化、服务形式多样化、服务队伍专业化。社区服务只有走这条路，才会有广阔的发展前景。

（三）以特殊群体为重点的原则

这就是指社区服务必须以特殊群体的服务为重点。社区的特殊群体一般包括弱势人群（如老年人、儿童、青少年、妇女、残疾人、穷困者、久病者等）、优抚对象、边缘人群（如刑释人员、吸毒人群等）。在特殊人群服务得到基本满足的情况下兼顾广大社区居民的服务需要。

（四）以社会效益为首的原则

社区服务属于社会福利性、公益性、互助性事业，必须实行道德调节机制，而不能实行市场调节机制，社区服务的最终追求是社会效益，而不是经济效益。在社会效益得到保证的前提下可以适当考虑经济效益。

(五)因地制宜协调发展的原则

社区服务需要以一定地域为范围来开展,每个地区的历史背景、人文条件、社会经济发展程度、人口结构等方面不同,这就要求在社区服务中必须考虑各个社区的实际情况,根据各自的条件开展有特色的有效服务,做到社区经济、政治、文化等方面的协调发展。

三、社区服务的目标

社区服务的指导思想是以马列主义、毛泽东思想、邓小平理论、"三个代表"重要思想、科学发展观、习近平新时代中国特色社会主义思想为引领,以服务人、保护人、培育人、造福人为宗旨,认真贯彻落实民政部等14个部委《关于加快发展社区服务业的意见》,以社会特殊群体为重点,面向全体社区居民,坚持走政府与社会兴办相结合、福利服务与经营服务相结合、普及与提高相结合的路径,广泛动员社会力量,多层次、多渠道、多形式兴办社区服务业,逐步建立与经济社会相协调、与城市产业结构相适应的社区服务新体系,为提高人民生活质量,健全社会保障制度,促进社会主义精神文明建设,实现经济社会总体发展目标做出贡献。

社区服务的总体任务是建立能够充分发挥社区功能的,与社会经济发展水平相适应的,以人的全面发展为根本的,以有效利用社区资源为前提的,服务设施完备、服务功能齐全、服务内容丰富、服务形式多样、服务质量良好、服务管理规范的社会化服务体系,构建一个生活方便舒适、社会秩序良好、人际关系融洽、和谐美好的现代社区。

社区服务根据其发展的指导思想和总体任务来构建发展目标体系。社区服务的目标具体有以下几个方面:①制定科学合理的社区服务发展规划,建立有效的社区服务管理体制和运行机制,为社区服务的发展营造一个良好的宏观环境。②建立功能齐全、设备先进、符合居民需要的市、区、街、居各级社区服务中心,鼓励非政府社区服务组织的发展,为社区服务的开展提供强有力的物质保证。③建立健全市、区、街、居四级社区服务网络,为广大居民特别是广大弱势群体提供方便、快捷、优质的社区服务。④与时俱进,不断开发适应社区居民需要的服务项目,增加服务内容,创新服务方式方法和技巧,开发和利用好社区各种资源,尽可能地满足社区居民的物质生活和精神生活需要。⑤大力开展丰富多彩的社区志愿者服务活动,增加社区居民的互动机会,培养居民的社区归属感,提升居民综合素质,充实居民生活,倡导友爱、互助、奉献的良好社会道德风尚。

第三节 社区服务的对象、内容及方法

社区服务是一项动态的服务事业。最初它是在居民对福利服务的需求远远超出了政府的服务提供能力,而只好开发社会服务的潜力以弥补政府提供服务不足的社会背景下发展起来的。但是随着我国经济和社会的不断发展,社区服务的对象和内容正在日益扩大。服务对象由以前的孤、残、病、贫、优抚人员发展到以孤、残、病、贫、优抚人员为重点、面向全体社区居民;社区服务的内容由照顾特殊人群需要的单一的项目发展到照顾所有的社区居民各类型、各层次需要的服务项目。

一、社区服务的对象与提供对象

(一)社区服务的对象

社区服务的对象是开展社区服务的指向人群,只有清楚了这个人群以及这个人群的特点和服务需求,才能有针对性地开展服务、保证服务的有效性。社区服务的对象概括地说包括社区的特殊群体和一般居民。

1.特殊人群

特殊人群包括弱势群体、优抚对象和边缘人群。

（1）弱势群体

弱势群体是指那些因主客观原因导致政治势力小、经济条件差、社会地位低、心理高度敏感，在社会竞争中处于不利形势的人群，如孤残人、老年人、未成年人、妇女、最低保障对象、失业人员等。

（2）优抚对象

优抚对象包括现役军人家属、革命伤残军人、复员军人、因公牺牲军人家属、病故军人家属、军队离退休干部等。

（3）边缘人群

边缘人群是指那些因为社会流动或者社会越轨而导致不适应社会的人群。

2.一般社区居民

不分年龄、性别、婚否、文化程度、职业、党派、宗教信仰、生活方式、个性偏好，只要是本社区的居民都属于本社区服务的对象。

（二）社区服务的提供主体

在社区服务的多元供给机制中，社区服务应该由街道及社区居委会、社会组织和市场组织三方共同提供，而非由街道及社区居委会一方包办。

1.街道及社区居委会

随着我国城市管理重心下移，街道办事处和社区居委会承担了更多的社区服务职责。社区居委会不是一级政权组织和行政组织，而是基层群众自治组织。社区居委会既是社区服务的管理者，也是社区服务的提供者。[①]社区居委会在社会建设中的地位、价值和功能非常重要，社区居委会要最大限度地满足社区居民生活需求，协助政府及其派出机构做好与居民需求密切相关的社会工作。《中华人民共和国城

[①]李兵.社会服务[M].北京:知识产权出版社,2011.

市居民委员会组织法》规定,社区居委会有协助政府有关部门做好管理工作的职责,要协助政府部门做好社区治安、公共卫生、优抚救济、最低生活保障、计划生育和青少年教育等有关工作。

社区服务的核心力量是社区居委会工作人员,他们的工作极为重要,对他们的综合素质要求也较高。他们要能够扮演多种角色,既要调查、收集和分析居民需求,也要推进和落实社区服务的提供,还要担任协调者和中间人的角色。

2.社会组织

社会组织是指经各级人民政府民政部门登记注册的社会团体、民办非企业单位和基金会。社会组织具有非营利性、非政府性、自治性、公益性和志愿性等基本特征。近年来,随着政府简政放权和逐渐放开对微观事务的管理,社会组织开始凭借自身优势参与到社区服务中,发挥着越来越重要的作用。目前,参与社区服务的社会组织主要是社会工作事务所、养老助残服务组织和各类社区志愿服务组织。社会组织由于自身的公益性、灵活性和专业性,可以很好地满足社区居民的需求,帮助他们解决实际困难。但总体来说,社会组织在社区服务供给中所占的比重仍有待提高。

3.市场组织

有些企业在社区中看到了商机,为广大居民提供经营性的社区服务,并从中获取利润。有些企业出于承担企业的社会责任考虑,与社区开展共建活动,企业员工为社区里需要帮助的人提供志愿服务,同时也有利于提高企业品牌形象和打造企业文化内涵。

二、社区服务的内容

社区服务领域广泛,内容丰富。根据服务对象的不同,社区服务可分为社区福利服务和社区便民利民服务两大类。社区福利服务是面向社区特殊群体开展的服务,社区便民利民服务是面向社区全体居民开展的服务。

（一）面向特殊群体的社会福利服务

面向特殊群体的社会福利服务尽管是针对社区的部分人群开展的服务，却能够直接反映社区服务的质量，体现社会主义精神文明建设的广泛内涵，是社区服务人员应予高度重视的服务活动。它可以分为以下几类：一是社区老年服务，服务项目包括日常生活料理、家庭护理、精神安慰、应急服务、医疗保健、文化娱乐等，可以建立的老人服务设施包括老人生活照料中心、老人公寓、老人保健站、老人法律咨询、老人婚姻介绍所、老人交心站、老人文化娱乐中心等。这类服务针对我国社会老龄化现状和趋势，将社会养老和家庭养老结合起来，实现具有中国特色的养老方式，是我国社区服务业中最有潜力的服务内容。二是社区未成年人服务，具体可以开发的服务项目包括婴幼儿照料、少儿上下学的接送、午餐制作与配送、课外看管、假期托管、智力开发、兴趣与特长的培养等，可以建立的服务设施包括托儿所、幼儿园、学前班、学生小饭桌、儿童阅览室、少年之家、校外特长培训中心等。三是社区残疾人服务，服务项目包括生活保障、康复医疗、就业安置、婚姻恋爱合法权益保障、文化生活等，可以建立的残疾人服务设施包括残疾人生活照料中心、康复中心、福利工厂、伤残儿童日托所、弱智儿童辅导班、残疾人法律咨询中心、婚姻介绍所和残疾人文化娱乐活动中心等。四是社区优抚对象服务，项目包括定人定期上门包户服务、辖区内商业网点"一条龙"服务、逢年过节慰问送温暖活动、子女入托上学就业优先解决等。五是社区特困家庭服务，项目包括对贫困户、鳏寡孤独家庭定期救济、包户服务，对因下岗造成的新的特困家庭的送温暖活动、优惠购买生活必需品、优先安排就业、实施再就业培训等。

（二）面向全体社区居民的便民利民服务

面向全体社区居民的便民利民服务是与社区居民联系最密切、最能体现社区一般居民生活需求，同时也最能反映社区经济广度和深度的服务。它可以分为以下几类：一是一般家居生活服务，包括日常生活用品的购置与配送、家用电器维修、卫生清理、服装制作、拆洗与熨烫、代收公共事务费等，可以建立与之配套的服务设施包括便民商店、早点铺、家电维修部、服装加工部、干洗店、理发室、钟点工介绍所等。二是社区环境综合治理服务，可以包括绿化面积的维护和扩大、"四害"治理、环境噪声控制、垃圾的袋装与分类、居民楼道及门前环境卫生的保护、违章搭建的控制、民事纠纷的调解、火灾隐患的消除、辖区内刑事案件的防范、外来人口的管理等。三是社区医疗卫生服务，具体可以开展的项目包括疾病预防、医疗诊断、病人护理、健康咨询、卫生宣传和防疫等，可以建立与之相配套的设施与服务，包括社区医疗诊所、便民医疗服务信箱、家庭病床、家庭医生全程服务、居民健康信息资料信息库等。这是顺应我国城市医疗改革，合理配置卫生资源，并为社区居民所迫切需要的服务活动。四是社区生活服务，包括文化、教育、科普、咨询、培训、体育、娱乐、健身服务等，相应需要的组织和设施包括文化活动中心、市民学校、科普实践基地、各类知识讲座班、业余特长培训班、图书阅览室、法律咨询室、运动场、健身房等。

三、社区服务的方法与形式

社区服务的对象众多、内容繁杂，不可能仅靠一种统一的模式就令所有人满意。为了达成社区服务的目标，需要根据不同情况选择各不相同的服务方法与方式。

（一）社区服务的方法

社区居民的复杂性和居民对服务的需求多样性决定了进行社区服务时常用的几种方法。

1. "一条龙"方法

"一条龙"方法包含了开展一项社区服务从开端准备到完成总结的全过程，具体包括以下几个步骤。

（1）社区调查

服务要做到有针对性，就要符合社区居民的需要，实行以人为本的原则。首先必须进行社区服务方面的调查，通过问卷法、访谈法、观察法等方法了解整个社区的环境、历史、地理、资源、人口构成等各种情况，清楚居民最需要什么方面的服务、居民对服务的内容和方式等的期望等，做到对社区居民的服务需求心中有数。

（2）服务项目的决定

在社区调查的基础上，根据社区的资源来研究开发什么服务项目、采取什么方式，这个过程可以请社区居民的代表参与。

（3）服务计划书的制订

一项服务涉及人力、物力、财力等资源的调动，因此必须制定详细的项目计划书，包括项目实施的宗旨、任务和具体目标、对象、资源、服务人员、时间、地点、方法等。

（4）服务的宣传

将服务项目做成比较详细的计划，向社区居民公示，居民可以了解在这个服务项目里自己能做些什么、与自己是什么关系等。宣传的形式很多，如借助媒体、制作传单、发出通知、贴出海报等。

（5）组织实施服务项目

这是服务的关键过程。为了达到服务的目标，如何调动好多方面的资源、建立有效的沟通和协调机制、先做什么、后做什么、谁负责哪一个环节等都要先安排好，并且在执行过程中加强过程控制和管理，有情况及时沟通和反馈信息，及时调整服务内容和方法。

（6）服务的评估和总结

评估和总结是服务的最后阶段，这样做可以对服务的效果、服务需要改进的方面有一个了解，是评估工作业绩的凭据，也是改进工作的态度和方法之一。从内容来说，要评估服务的各个方面包括服务的内容、方法、服务的人员、服务的时间、地点等；从时间来说，既可以一边进行服务一边进行评估,也可以在服务结束时进行评估,或者实行跟踪调查服务的结果;从形式来说,可以采取访谈,也可以采取问卷,或者其他形式,可以灵活多样,只要能够获得对服务效果的真实信息就行。每个服务人员要有自己的工作总结、服务小组要有小组的工作总结,从各自的角度反思工作的长项和弱项以及改进的思路和办法等。这样做既让服务显得善始善终,也有利于做好以后的工作。

2.无偿服务、低偿服务和有偿服务相结合

针对不同的服务人群和服务项目可以采取不同的收费办法。比如针对特殊群体的福利性服务和针对所有居民的公益性服务就应该采取无偿服务,针对一般社区居民的非公益性的服务就可以适当收取一些费用,针对那些生活方式多样化、用以提高生活品质的高水准服务可以采取收费的办法。

3.机构服务和上门服务相结合

规模性的服务项目一般要采取机构服务,让需要服务的人群来到机构接受服务,这样便于调动服务的资源。而对那些需求比较个性化、个别化的零散的服务可以采取上门服务的方式。

4.社会工作专业方法

社会工作方法主要有个案工作、小组工作和社区工作三种基本的方法。这主要是针对特殊人群进行服务时运用的专业性方法。个案工作主要面对一个人或者一个家庭开展一对一的服务工作,要求遵守尊重、个别化、保密、非批评等原则,通过人与人的沟通和协调来解决个人或者家庭的问题。小组工作就是将有类似服务需求的人建立一个5~20人的组织,通过互动来解决问题。社区工作就是将个人或者家庭的问题放到社区,通过获得社区的支持来解决问题。这些方法对社会工作的专业方法要求比较高,需要经过专业性的训练。

(二)社区服务的形式

从工作主体的角度看,社区服务的主要形式有机构服务与志愿者服务两大类。从专业化程度来看,这两种形式中的每一种服务形式都包括专业性服务与非专业性服务。

1.机构服务与志愿者服务

(1)机构服务

各类社区服务机构(如社区服务中心、社区养老院、社区卫生服务站、残疾人康复中心等)所提供的服务,属于机构服务。

(2)志愿者服务

志愿者服务是指具有志愿精神的公民自愿提供的义务服务。任何人在不为物质报酬的前提下,自愿贡献个人时间和精力,为社会公益事业和福利事业而提供的服务,都属于志愿者服务。目前,我国社区服务的志愿者队伍主要由党员志愿者、青年志愿者、巾帼志愿者和老年志愿者等部分组成。

2.专业性服务和非专业性服务

(1)专业性服务

专业性的社区服务,是指社会工作者、医护工作者、法律工作者等专业人士,利用其专业知识、方法和技能,向社区成员提供的专业化服务。比较常见的专业性服务是在各类社区服务机构中,专业人士运用个案工作、小组工作(团体工作)、社区工作等专业方法所提供的援助性和维权性等服务。

(2)非专业性服务

非专业性的社区服务是指社区内的社会团体和志愿者所提供的一般化和大众化的、专业知识含量要求不高的服务活动,如帮助孤老和残障人员打扫卫生、洗浴、购物、公园观光等活动,以及在社区公共设施(图书馆、健身房、文娱场所等)开展无偿或微偿的管理服务等。

实际的社区服务往往是专业性服务和非专业性服务并用的过程。拿社区为老年人服务来说,既有医疗、康复、护理、心理咨询等方面的专业服务,也有清扫、洗涤、购物、餐饮、出行等方面的非专业服务。对于社区老人的照料,这两个方面都是不可缺少的。从发展趋势上看,社区成员对社区服务专业知识和技术含量的要求在逐步提高。

3.新服务形式探索

在社区服务实践中,各地方还根据自己的实际情况进行新的服务形式的探索,一些做法值得借鉴和推广。下面主要介绍两种服务形式。

(1)自助服务

自助服务是由一定的社区服务对象自我组织起来,相互进行帮助与服务,既节约了现有的服务资源,又挖掘了新的可用资源。尤其在一些人均收入相对较低的地方,这不失为一种广泛动员社会资源、节约服务成本的好形式。例如,重庆市陈家馆社区探索的"自助托老"就是社区自助服务效果比较好的一种。该社区位于重庆市江北嘉陵江边的青石板小街上,居民大部分是从附近工厂退休的老人,收入比较低。针对这种情况,陈家馆社区利用居委会空房,办了一个简易的社区托老所。第一批入住的老人向居委会提出不请"护工",由他们自己买菜做饭洗衣服,一来可以节约费用,二来可以活动筋骨,显示自己并非"老不中用"。在这个托老所,老人们的生活用品自带,生活费用平摊,每位老人每月花销不过百把元。这不仅减轻了老人们的负担,更可以给他们一种自信的感觉、一种精神上的自强。

(2)时间储蓄

一些地方在多年社区志愿服务活动中创造出"时间储蓄"这种新的服务形式,目前主要用于社区助老服务。这一形式的储蓄机制是:把志愿者提供服务所花费的劳动以时间为单位记入个人储蓄"账户",当志愿者本人年老或其直系亲属年老需要接受他人服务时,就可以从自己的服务时间储蓄账户中"支取"等值的服务时间。这种机制的实质就是把类似"以物易物"的服务交换形式进行制度化和稳定化,使人人有机会奉献社会,也有机会获得社会的回报。例如,南京市鼓楼区于1999年出台了《鼓楼区社区助老服务储备制度》。该制度规定,凡是具有本区常住户口的16周岁以上的社区居民都可以申请加入助老服务志愿者队伍,领取《助老服务储备卡》,凭卡在管理机构的安排下无偿为老人提供包括生活照料、精神抚慰及权益保护等方面的服务,服务时间以小时为单位记入储备卡。服务者可以在自己年老时支取服务时间储蓄,也可以将服务时间储蓄转让给65岁以上的直系亲属,这种服务形式取得了比较好的社会反响。

第四节　社区服务的发展

社区服务是工业化和现代化的产物,最早起源于西方。西方发达国家的工业革命带动了城市的发展,也造成城市的失业人口日益增多,贫困问题层出不穷。在这种情况下,社区服务作为社会福利的一种形式便应运而生。

一、社区服务工作存在的问题

(一)社区服务分类不清

从社区基本生活保障服务、社区服务设施的建设、社区各项综合服务的开展,以及文化精神层面的服务需求与供给现状来看,社区服务工作在内容上呈现出全面性和复杂性两个特点。全面性是说社区服务提供的内容包括了社区居民、社区单位的各个方面,复杂性是说社区服务的分类较多,与社会保障的福利服务和商业界产业化的有偿服务相交错。这都是我国对社区服务工作内容和类别分类不清导致的,其中社区服务主体的复杂性是社区服务呈现复杂性特点的原因。社区服务的主体包括政府、社区专业服务机构和社会团体,是以政府为主导的服务提供体系。根据服务提供主体社区服务工作专业化程度的不同,对于社区服务工作的内容和类型的划分就会存在差异。

政府在服务主体中处于主导地位,政府在服务主体的角色是服务体系发展的规划者、政策的制定者、法律体系的完善者,不具备社区服务工作专业化的水平。在政府看来,社区服务的提供应该包括社区福利性服务、社区生活服务和社区其他服务。社会团体在服务主体中处于辅助地位,社会团体在服务主体的角色是社区服务的倡导者、提供者,具备社区服务工作半专业化水平。在社会团体看来,社区服务的提供应该包括社区生活服务、社区特色服务、社区深层次服务等。

(二)社区服务工作人员专业化水平低

在具体实施服务计划的过程中,服务方法和技巧的专业性直接决定了社区服务的水平和社区服务的质量。政府社区工作人员是非专业化人员,没有受过知识和技能的培训,对社区的具体服务技巧知道得很少,这样的工作人员不适合开展社区服务实务方面的工作,却适合做政策的制定者和服务发展的规划者。社会团体工作人员是半专业化人员,社区团体的工作人员中有一些是只接受过专业教育的人,有一些是只接受过专业实务训练的人,剩下的就是理论和实务方面都接受过专业培训的人,他们开展的社区服务工作水平和质量的高低要根据服务人员的专业程度来做评估。社区专业服务机构工作人员是专业人员,接受过良好的理论知识教育,在实务方面也有不少专业经验。这样的工作人员在具体设计服务项目的时候会考虑社区居民本身的需求和资源,在具体实务操作方面根据服务内容、服务对象等不同而运用不同的工作方法和技巧,以达到高水准、高质量的服务标准。但专业服务机构的人员整体来说比例还偏低,导致社区服务整体水平不高。

(三)社区专业服务机构数量少

有调查显示,我国社区居民对专业社区服务的概念了解很少。这一方面是因为专业社区服务机构对自身和其工作的宣传较少,另一方面也表明专业社区服务机构的覆盖面还不够广,广大社区居民很难意识到还存在这样的机构和这样的服务。尽管社区服务的各项目标都是为了服务社区和社区居民,但如果居民对其缺乏了解或需要服务的时候找不到地方,那社区服务的目标就无法完成了。

二、社区服务发展的对策建议

(一)厘清社区服务工作类别,健全社区服务工作体系

社区服务工作体系的健全是开展专业化社区服务工作的前提,而对社区服务进行科学分类管理是健全社区服务工作体系的第一步。以下将从社区服务工作的内容、职责、服务设施三个方面进行阐述。

1.科学分类社区服务工作内容

社区服务工作是社区建设的重要内容,服务内容的科学分类有利于健全社区服务工作体系、满足社区居民需求。

随着服务工作的深入开展,社区服务的性质渐渐发生变化。现在的社区服务都具有产业型和事业型两种属性:社区服务的产业型表现在通过社会非营利组织的低偿服务来运行社区服务的产业化模式,社区服务的事业型表现在他与商业服务的差别上,社区服务是一种专业性的福利型社会服务,与利益关系不大,而商业服务追求最大化的利益。

然而,在现行的社区服务体系中,社区服务的性质是多元的,是福利性、经营性、产业性、公益性、互助性等多种性质的综合。这种多元的性质赋予社区服务多种含义,政府服务、企业服务、社区服务也因服务含义的不清晰而分不清,这样含糊不清的分类使得社区服务工作的内容复杂交错,不利于体系的建立。

因此,为迎合改革社区服务管理体制、明确社区服务工作职责的需要,必须对社区服务工作内容进行科学分类。

2.明确社区服务工作职责

我国的社区建设还处于初级阶段,发展依旧以政府为主导。在西方国家,非营利机构和社会团体的发展良好,大部分社区服务都是由

非营利机构和社会团体提供的,而我国非营利机构的发展还处于刚刚起步阶段,社区服务所需要的人力、物力和财力都还相当缺乏,所以,大部分社区服务依赖政府提供。政府是自上而下的管理,体现出的权威性和强制性多于民主性。然而,为社区居民提供服务的本质在于鼓励居民主动参与社区服务,实现社区居民自治的目标。政府对社区服务的主导使得人们对政府的职能存在误解,他们通常会认为,政府是社区建设的主导力量,社区服务是社区建设的重要部分,政府应该管理社区服务的各个方面,包括承担具体服务的实施。

在中国特色社会主义发展的特定环境下,作为政府本身,在社区建设和社区服务发展的整个过程中,表现出的是一种全权负责的姿态,包揽了大部分社区服务的工作,这样使得政府、社区专业服务机构、社会团体在社区服务工作中的角色界限不清,职责混乱。

实际上,在社区服务工作发展的过程中,政府发挥了很大作用,做了很多有益的事情,但是从社区服务体系的完善方面看,政府必须要明确自身职责,发挥社区服务工作其他主体在体系建设中的重要作用。

3.合理配置社区服务设施

社区的服务设施可以分为两种。一种是有形的,有形服务设施是硬性指标;另一种无形的服务设施是指提供服务的人员,这使得社区服务工作的开展不受场地大小和经费多少的限制,社区居民积极参与,服务工作就能满足居民需求。社区服务所开展的互助性服务、志愿者服务、老年人服务、残疾人服务等都属于无设施服务。

服务设施是社区服务工作开展的前提条件,社区服务体系的建设依赖于合理配置的社区服务设施。首先,从社区的地理位置、发展现状和趋势等方面综合考虑,对社区服务工作现状进行评估,建立社区服务设施的标准。其次,调查居民需求,了解居民的需求层次,完善社区服务设施的内容,改变社区服务设施"一室多用"的现状。再次,相对分散建设社区的服务设施,提高社区服务设施的覆盖率和居民对设施的使用率,从而提升居民对社区服务的满意度。最后,对社区服务设施进行合理分类,并设专门人员对不同的服务设施进行使用、管理和维护。

(二)提升社区服务人员专业化水平,提高社区服务质量

1.树立社区工作专业价值观念

社会工作最重要、最具特点的就是其专业价值观。从社会项目的制定实施到最终问题的解决,价值观始终影响着实务开展的整个过程。

社会工作的基本价值观包括人的价值与尊严、社会正义、助人自助三个方面。社会工作的领域不同,价值观的具体表现就不同。社区工作的价值观是具体化的社会工作价值观,其专业价值特征表现为以下五个方面:①集体取向的人的价值和尊严;②制度取向的社会正义;③民主取向的社会参与;④互助取向的助人服务;⑤社会行动取向的工作策略。

社区工作者在开展社区服务工作时,必须要坚持专业的价值理念,并在实践过程中不断反思,最终达到社区服务的价值标准,指导具体的服务工作。

2.学习社区工作的专业理论和知识

社区服务工作的专业化是社区服务工作理论与实践的专业化,专业化的理论对指导实践有重大意义。

社区工作的专业理论包括实务理论和实践理论。其中,实务理论包括社会分析理论、意识形态理论和社会发展理论。

实践理论包括社区工作的实践模式、工作原则和基本方法等。其中实践模式包括地区发展、社会策式、社会行动和社区照顾;工作原则主要包括社区工作的主要目标、策略、方法和过程;基本方法包括社区分析、关系建立、组织工作和项目评估。

社区工作的专业知识包括有关社会的知识、有关政治制度和政治行为的知识,以及有关经济学和管理学的知识。专业的理论和知识可以帮助社区服务工作人员准确地描述和分析问题,有助于区分国内外社区工作经验的不同,更好地指导实践工作。专业的理论还可以解释知识和技能在专业领域的运用,评估服务的效果,从而提高社区服务质量。理论知识的多少在某种程度上反映的是工作者的知识拥有度,理论和知识掌握越多,工作者对实践的信心就越大,服务对象对工作者的信任度就越高。因此,学习专业理论和知识有利于提升社区社会工作者的社区服务水平。

3.掌握社区工作实务的专业技巧

社区工作的实务技巧是指在具体的社区服务工作中体现出的实务方式与能力的综合运用。不同的服务阶段、不同的服务对象,所需要的实务技巧各不相同。

4.加强社区工作者的教育与培训,提高综合能力素质

社区工作者的教育与培训分为在校与在职两种,社区工作者的教育与培训具有连续性的特点,即在校教育与培训完成之后继续接受在职教育与培训,这样不仅可以巩固在校学习的成果,而且可以理论结合实践,更好地完善社区服务工作,同时也为学校社区工作者开发社区工作提供实践基地。

在校教育与培训内容主要包括社会政策的分析能力、基层动员能力、综合社会服务能力以及社区工作价值观的培养。社区工作者的能力包括社会交往能力、组织能力以及行政和管理能力。

在实际社区服务工作中,工作者承担的角色是复杂的,所遇到的问题涉及社区生活的各个方面,因此,要能适应以上多层面问题的工作,必须要具有专业的实务能力。因此,社区工作者必须加强专业培训与实践,提高认识、判断事务的能力和思考的能力。

5.严格监督社区工作者专业资格认证

对社区工作者专业资格认证的把关,有利于消除人们对社区工

的偏见。既强调了社区工作是一门职业,又明确了社区专职工作者的职业身份,同时促进工作者的专业化发展。

我国社区工作者队伍的层次差距较大,多元化的需求迫使社区工作者进行专业化发展。不同需求对专业性的要求不同,社区服务同样如此。专业资格按不同层次分为基础专业工作者、专才工作者、独立工作者和高级工作者四个等级。

证书是对个人知识、价值观和技能的专业证明,因此在社区服务的工作人员必须要获得与相应岗位匹配的资格证书,较低层次的社区服务可以由受过一般专业教育的工作者承担,中等层次的社区服务可以由受过高等专业教育的人承担,高层次的社区服务可以由经验丰富的专职人员承担。在不同层次工作者开展服务的同时,需要有一名专职工作人员担任督导工作,这样有利于工作者理论与实践能力的提高,同时社区居民对工作者的工作态度也会比较满意。

(三)开拓发展社区专业服务机构,完善社区服务工作队伍

1.界定专业服务机构的性质

专业服务机构是指专门从事服务行业的非营利部门或团体。社区专业服务机构属于社区内专门从事服务行业的机构,或者可以理解为专门从事社区服务的机构。

前者是具有地域性,强调社区内部,后者强调服务内容和范围,因此,两种都能视为社区专业服务机构。

明确社区专业服务机构的属性,有利于机构走向专业化。社区专业服务机构的性质应该是民办非企业性质,社区服务机构和社区团体应该发展成为社区服务的主要提供者,因此,必须确定组织与团体的性质,这是其正规化、专业化的前提。有了机构的定性,民政、社区居委会等行政部门将不再兼职社区服务工作,改善政企不分、政社不分的局面,有利于政府部门工作效率的提高。

2.探索专业服务机构的发展模式

一个机构的发展运行是否良好,很大程度是由其发展模式是否适应社会发展决定的。专业服务机构的性质定性为社会民办非企业机构,意味着它将不能走政府的行政化模式,不能走企业的商业化发展模式,那么究竟什么样的模式才适合民办非企业机构的发展呢?这是值得大家思考和讨论的问题。

就目前的现状看,很多社区服务机构对社区提供的服务都比较全面,是一种全方位服务的发展模式。此外,内地服务机构的全面性折射出的是不专业,因此,内地社区专业服务机构的发展必须要建立在专业的基础上,走专业化道路才能使服务深入人心,健康长久发展。①

3.加大专业服务机构资金的投入

社区服务的提供主体对社区服务资金的投入是社区服务发展的重要保障。在发达国家,政府是社区服务政策和发展方向的指导者,而非盈利机构是社区服务主体的主导,政府对社区服务工作的资金投入所占比重在50%以上,而国内占社区服务主体主导地位的政府,对社区服务资金的投入比重最高为30%。这样的差距可以看出我国社区服务工作发展缺少资金的投入。因此,作为社区服务主体的政府要退居二线,主要负责社区服务发展方向、规划和保证社区服务资金的来源与数量,让专业服务机构发挥其强大潜力,推进社区专业服务机构的做强做大,促进社区服务专业化发展。

第五节　我国的社区服务实践

改革开放以来,我国的城市社区服务从无到有,从服务内容单一到内容多样化,从单纯以政府为主导到政府、社会、志愿者、个人多方参与的格局转变,城市社区服务已经从初探阶段逐步向统筹规划、科学管理、组织健全、服务专业的方向迈进。三十几年来的不断探索和

---

① 杨建章. 推进城市社区服务发展的路径研究[D]. 厦门:厦门大学,2013.

经验积累,在遵循社区服务福利性和公益性的同时,其社会化功能也在不断加强。城市社区服务已经形成了无偿服务、低偿服务和有偿服务相结合,市场化手段和非市场化手段相结合,福利服务和便民利民服务相结合的新的发展理路。城市社区服务不仅担负着帮助弱势群体、健全社会保障的功能,也担负着加强和创新社会管理、促进社会和谐的社会职能。

一、我国社区服务实践历程

中华人民共和国成立后,我国发展了作为单位福利制度补充的民政福利服务。民政福利服务由民政部门主管,国家统一拨款,为孤寡老人、孤儿等单位体制保障覆盖不到的群体提供补充性的基本生活保障。20世纪80年代中期,原本由国家包揽的单位福利保障被释放给社会,社区开始承担越来越多的保障服务功能。1986年,民政部在全国社区服务工作座谈会上首次公开提出"社区服务"概念,并提出在城市开展社区服务的工作要求。1989年10月,民政部在杭州召开全国城市社区服务工作经验交流会,总结各城市社区服务工作经验。[1]此后,我国各城市社区服务建设进程明显加快。同年12月颁布的《中华人民共和国城市居民委员会组织法》提出"居委会应当开展便民利民的社区服务活动,可以兴办有关服务事业"。1991年,民政部在北京首次召开全国社区服务工作研讨会,讨论社区服务的内涵和外延、地位和作用、组织和管理、发展和提高等。1992年中共中央、国务院下发《关于加快发展第三产业的决定》,首次将社区服务列入第三产业范畴,并赋予其优先发展地位。1993年8月,民政部等14个部委联合发布《关于加快发展社区服务业的意见》,率先提出了"社区服务业"这一概念,并明确了社区服务的产业属性。在当时,这两份文件极大地推动了我国社区服务的发展。1995年,民政部发布《全国社区服务示范城区标准》,在全国范围内掀起了创建社区服务示范城区的热潮。

---

[1]王丽娟. 城市社区服务体系的组织与运行机制研究[D]. 兰州:兰州大学,2011.

2000年,民政部发布《关于在全国推进城市社区建设的意见》,发展社区服务被确定为社区建设的重点,城市社区服务事业走向全面发展。2006年,国务院下发《关于加强和改进社区服务工作的意见》,进一步阐明了新形势下加强和改进社区服务工作的指导思想、基本原则和主要任务,明确提出了加强和改进我国社区服务工作的一系列政策。

2007年,国家发改委与民政部共同发布我国第一个社区服务发展规划《"十一五"社区服务体系发展规划》。该规划对我国社区服务的现状及问题进行归纳总结。2011年3月,十一届全国人大四次会议通过的《国民经济和社会发展第十二个五年规划纲要》,提出"强化社区管理和服务功能"的重点任务,专门提出建设"提升城乡社区服务能力"的重大工程,为城乡社区服务体系建设描绘了美好蓝图。2011年,国务院办公厅印发《社区服务体系建设规划(2011—2015年)》,提出要切实履行政府公共服务职责,提升社区基本公共服务水平,推进社区基本公共服务均等化,满足社区居民多层次、多样化需求。

经过三十多年的发展,我国已初步建立起区、街道、居委会三级社区服务体系。当前,社区服务已经成为我国社区的基础和核心,为满足居民日常生活和精神生活的需要做了大量工作。

二、我国社区服务实践的成效

国内大中小城市通过理论学习、实践检验、经验总结等方式,因地制宜、创新发展,积极探索城市社区服务的新模式,这些都使得我国的城市社区服务在广度和深度上有了不同程度的发展。主要表现为以下几个方面。

(一)以满足居民生活为目标,形成社区服务网络化

坚持以人为本是科学发展观的核心,是坚持全心全意为人民服务的党的根本宗旨的体现。我国的城市社区服务同样坚持以人为本、贴近群众、立足长远的目标,以满足社区居民的物质生活和精神生活为服务宗旨。目前,在我国的大部分城市社区都建立了市、区、街道、居委会四位一体的社区服务网络,兴建了一大批社区服务中心和社区服务基础设施。按照便民、快捷、高效的原则,以街道为单位的社区服务中心正在兴起,各地正在积极探索"一站式"服务大厅的服务模式,以民政、计生、劳动服务、法律援助为主体的服务大厅的建成,不但提高了政府的行政效率,也给居民办事带来了方便。社区服务基础设施建设正在扎实推进,政府不断增加投资建设资金,建设和建成一批社会配套项目。这些项目包括九年制义务教育学校、幼儿园、体育中心、社区卫生服务中心、图书档案馆、电子阅览室、邻里中心、老年日间照料中心等公共服务载体,以满足辖区企业和居民的生活需求,逐步形成了基本公共服务平台和服务网络。

(二)社区服务项目逐步扩展,形成系列化服务

多年来,我国的城市社区服务为了顺应时代的需求和社会的发展,其服务项目逐步扩展,服务的内容不断延伸,服务对象不断增多,服务形式不断拓展。从服务内容上来看,除最初的福利服务外,还有居家养老、社区配餐、物业管理、家政服务、电脑维修、送水送气等新型服务项目。从服务对象上来看,有面向低保家庭和弱势群体的社会福利服务,有面向"40后、50后"人员的再就业服务,有面向独居老人的日间照料服务,有针对小学生的"小饭桌"服务,有面向残疾人的社会救助服务等。从服务形式上来看,有单向服务、互助服务、协同服务、热线电话服务、网络平台服务等。城市社区服务的格局在不断转变,逐步实现了社区服务项目的系列化、网格化。

(三)坚持福利性、公益性的服务属性

我国目前的城市社区服务主要以帮助弱势群体为重点,通过服务来实现其社会保障功能。由政府主导,以街道办事处为依托,社区居委会作为具体执行结构,充分解决城市居民的最低生活保障问题、下岗职工再就业问题、残疾人社会救助问题等与居民生活息息相关的重点难点问题。服务的福利性和公益性作为城市社区服务的基本功能，这也同我国的社会属性和党的工作宗旨是完全一致的。此外，我国的城市社区服务还具有提高社区居民生活质量的社会功能。坚持以人为本，不断拓展社区居民多层次、多元化的服务需求，以低偿服务和有偿服务作为城市社区服务的有效补充，针对生活条件较好的社区居民实行廉价、快捷的有偿服务，实现了互利互惠的双赢局面。其中，低偿服务是介于福利服务和有偿服务之间的、在社区内开展的各类便民利民服务项目，这类服务多为公办民营、民办公助的项目。随着城市社区服务内容的不断扩展，市场经济的日臻完善，这类服务最终将向有偿服务方向发展。无偿服务、低偿服务和有偿服务相结合，可以满足不同层次、不同人群的多样化需求，在坚持城市社区服务福利性和公益性的同时，使服务向产业化、社会化、市场化方向延伸，是目前我国在城市社区服务发展中取得的新进展。

（四）城市社区服务队伍不断壮大，并逐步走向专业化

1989年，天津市新兴街成立了全国第一支社区志愿者服务队，开创了我国社区志愿服务的先河。此后，社区志愿服务在全国广泛开展，并得到了广大社区居民的一致认可。社区志愿服务队伍的出现，在当时那个历史时期，管理理念、管理机制上的创新可以说是史无前例的。作为社区服务的新型载体，它的出现无疑是对社区服务组织的有效补充，也为社区服务今后的不断发展带来了不竭动力。目前，我国城市社区服务的专职、兼职人员数量不断增加，专业化水平逐步提升。社区服务工作者由原来的家庭妇女、企业下岗职工等人群逐步向具有专业知识、专业素养的专职人员过渡。以社区党组织、社区居委会、社区服务站"三位一体"的社区服务工作为基点，目前我国新录用的社会工作者均要求具有大专以上学历，良好的职业素养，通过考试层层选拔，并接受专业化训练。有些地区在招聘社工人员时，更倾向于应届大学毕业生，除为了缓解就业压力外，大学生的知识水平更能适应目前社区服务的发展需求,同时他们具有较高的工作热情和社会责任感。从整体上来看,我国社区服务队伍日益壮大,社区服务工作者具有专业的沟通技巧和处理社区事务的协调沟通能力,社区服务人员呈现出专业化、规范化的发展趋势。

第二章 医务社会工作相关概念与理论

第一节 医务社会工作的基本概念与内涵

鉴于我国现阶段社会发展及医药卫生体系构架,本节在总结国际医务社会工作内涵外延发展的基础上,将我国医务社会工作的概念界定为:在医院等医疗卫生机构中,运用专业理论和方法,为病人提供"非医学诊断和非临床治疗"、解决病人心理问题和社会问题的专业化社会工作。

一、我国医务社会工作概念的界定

社会工作概念是理解医务社会工作本质和精髓的核心概念,对社会工作的概念进行阐述很有必要。

(一)社会工作及社会工作者

社会工作,social work,从其产生的特定社会处境与历史背景中全面、系统、动态的考虑,日本将它翻译为"社会事业"和"社会福祉",准确地表达了社会工作的基本含义,即社会福利服务,是帮助有困难的个人、家庭、群体、组织和社区,解决社会问题和改善生活质量的职业性社会服务活动,是专业化和福利性的帮助服务。

美国社会工作协会将社会工作者界定为"毕业于社会工作学院,运用他们的知识和技巧为个人、家庭、社区、组织和社会在内的当事人提供社会服务的人员。社会工作者帮助人们提高解决问题的能力,帮助他们获得所需要的资源,促进个体与人们及环境的互动,促使组织负起对社会的责任,影响社会政策"。我国《社会工作者职业水平评价暂行规定》和《助理社会工作师、社会工作师职业水平考试实施办法》中则指出"本规定适用于在社会福利、社会救助、社会慈善、残障康复、优抚安置、卫生服务、青少年服务、司法矫治等社会服务机构中,从事专门性社会服务工作的专业技术人员"。由此可见我国将社会工作者界定为在社会服务机构中运用各种专业知识、技能和方法,为弱势群体和需要帮助的人群提供专业服务的专业技术人员。

(二)医务社会工作

1.概念基本要素

医务社会工作概念反映特定时空处境下社会结构特征与福利文化的取向,具有鲜明的相对性和国家特征,反映世界各国社会福利与健康照顾制度差异。如法国的医疗社会服务,英国的医疗社会服务,美国的临床社会工作,日本的医疗社会事业、精神保健福祉和长期照顾福祉。[①]

20世纪以来,医务社会工作概念的内涵不断丰富,医务社会工作先后以多种不同名称出现,这也反映了医务社会实务发展的客观规律:即从医院社会工作阶段起步,经历医务社会工作发展阶段,转型到健康照顾社会工作阶段。医院社会工作(hospital social work)是在医院中协助医生,解决病人、家属心理、社会问题的职业化社会服务;医务社会工作(medical social work)是医疗卫生机构中,解决病人和家属心理、社会问题的职业化社会服务,服务对象和工作范围已超出医院和临床医疗的医学范围;健康照顾社会工作(health care social work)是在健康照顾体系和处境中,预防疾病,解决病人和家属心理、社会问题的职业化社会服务活动的总称。在我国"健康照顾(health care)"通常被翻译为卫生保健,因此健康照顾社会工作也可说为卫生保健社会工作,指在卫生保健体系中,预防疾病,解决病人和家属心理、社会问题

---

①王卫平,郑立羽. 医务社会工作[M]. 西安:西安交通大学出版社,2015.

的职业化社会服务活动的总称。

医务社会工作通常首先从医院社会工作起步,服务范围主要局限于医院和病房范围之内,服务对象主要是病人;随后服务范围延伸到公共卫生、预防疾病、社区照顾、社区支援、社会工作行政、政策倡导、理论研究;最后工作职责超越"生理疾病治疗"界定,职责范围和服务内容提高到健康照顾服务层次,凡是与人类健康状况有关的领域都是社会工作者的职责范围和服务领域。医院社会工作、医务社会工作和健康照顾(卫生保健)社会工作三者间的关系如图2-1所示。

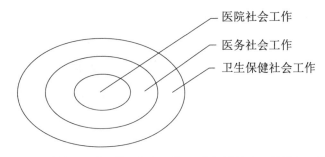

图2-1　医院社会工作、医务社会工作、卫生保健社会工作的相互关系

虽然随着服务对象、工作范围的不断扩大,医务社会工作以不同的名称出现,但其概念的构成要素基本不变,主要有七个。第一,以社会福利服务专业价值观与专业伦理为指导。第二,其实质和精髓是为病人、家属和公民提供免费和以公民社会权力为基础的社会福利服务。第三,追求的目标是社会公平与社会平等,健康公平与健康平等。第四,主要服务对象是病人、家属等弱势群体和所有需要帮助的困难人群。第五,其主要作用是解决服务对象的心理问题和因疾病导致的其他社会问题,直接改善他们的健康状况和生活环境,间接改变和影响宏观的社会环境、制度安排与政策模式。第六,运用专业的助人技巧和组织化、制度化服务方法,而不是单纯的社会关怀和无私奉献。第七,其运行机制及时回应不断变化的社会需要,有效解决服务对象面临的各种社会问题,这种回应需要、提供社会福利服务过程的实质就是解决社会问题的过程。

2.分类

根据不同的界定角度和专业划分标准,医务社会工作可以有不同分类。按照服务对象划分,可以分为儿童、残疾人、老年人、妇女、慢性病患者和普通病人的社会工作;按照服务场所划分,可以分为职业医务社会工作、学校医务社会工作、监狱医务社会工作等;按照国家划分,可以分为美国、英国、法国、日本、瑞典、中国医务社会工作;按照实施医疗卫生保健机构的特性,可以分为医疗社会工作、公共卫生社会工作、心理卫生社会工作和康复社会工作等。

(三)医务社会工作者及有关概念

1.定义

当前,我国医务社会工作者可以分为广义和狭义两类。广义的医务社会工作者是泛指在健康服务领域和与健康服务相关的服务领域中就业的社会工作者。主要分布在卫生系统、环境保护、医疗保险和民政福利事业中。狭义的医务社会工作者主要指在卫生系统中工作的社会工作者,他们是医务社会工作者的主体。卫生体系医务社会工作的基本范围是为病人提供生物疾病诊断和治疗以外的,以解决病人及其家属的心理、社会问题为目的而开展的职业化社会服务活动,主要目标是防治疾病和解决病人各式各样的社会、心理、文化性问题,以改善病人的身心健康与福利水平。卫生部(今卫计委)在《医药卫生中长期人才发展规划(2011—2020年)》"主要名词解释"中明确指出,"医务社会工作者"是指在医院等医疗卫生机构中主要为病人提供心理关怀、社会服务的专业社会工作者,是专门为病人提供"非医学诊断和非临床治疗"、解决病人心理问题和社会问题的专业人员。

2.有关概念

医务社会工作者在工作方向上与其他专业社会工作者、志愿者、非专业医务社会工作者、心理咨询师和思想政治工作者等有明显区别,在工作内容上与医生及护士等又有不同。特别是由于名称相似,有些人可能会混淆医务社会工作者与医生的工作,这也是下文讨论的一个重点内容。

(1)医务社会工作者与其他专业社会工作者的区别

他们之间的区别主要体现在以下方面:①医务社会工作者的主要服务机构是医疗卫生机构,医院是主要的工作场所之一。②医务社会工作者面对或需要解决的主要问题是疾病。③医务社会工作者的主要服务对象是各类病人、家属、家庭成员中有患病之人的家庭和普通公民,社会工作服务对象多种多样,贫困者、儿童、老年人、残疾人、失业者、病人等需要帮助的人群,各类服务对象的需要不一样,病人主要的需要是医疗卫生服务。

(2)医务社会工作者与志愿者的区别

志愿者简称"义工",指自愿提供各种资源进行社会公益活动,却不求回报的人,其服务范围非常广泛。志愿者与医务社会工作者的区别在于,只要具有社会公益心的人并且有能力为他人提供服务的人都可以成为志愿者,医务社会工作者则是具有较高的专业知识和服务技巧、以社会福利服务专业价值观与专业理论为指导,为患者及其家属提供专业性服务的专业人员,不是人人都可以从事的。医务社会工作者与志愿者的区别具体如表2-1所示。

表2-1 医务社会工作者与志愿者的区别

	医务社会工作者	志愿者
范围	专业社工从事的社会服务活动	为了他人、社会而进行的无偿社会服务活动
薪酬	受薪人员,社工是一种谋生的职业	无偿地付出自己的时间、金钱、精力,是一种奉献和社会责任、义务
价值观	遵循严格的专业理论和价值观	不严格的社会伦理和价值
技术要求	有专业知识和技巧	有一定的知识和技能,根据义务从事的服务性质和服务对象而定,但这种知识和技能主要是用来谋生的,其次才是用来志愿服务的
职业资格	严格的从业资格认证制度	无专业资格限制,自愿助人

（3）医务社会工作者与非专业医务社会工作者的区别

这里的非专业医务社会工作者,是指在我国医疗卫生服务领域中实际从事的社会工作服务的人员,他们与医务社会工作者服务的对象和工作的助人性质是相同的,但他们没有接受过专业的社会工作相关训练,主要利用社会行政的方法去解决问题。医务社会工作者则是运用个案、小组和社区工作的专业方法为当事人服务。

（4）医务社会工作者与心理咨询师、思想政治工作者的区别

三者都关注对象的心理反应和思想变化,注重思想意识的教育和情绪的疏导。医务社会工作者更加注重秉持社会工作的价值理念,把当事人视为"人在情境中",并挖掘社会资源帮助当事人自助,心理咨询师则只限于观察对象的心理反应和交谈。医务社会工作与思想政治工作的不同,还在于社会工作本着服务助人的理念,强调平等、尊重,而思想政治工作是高于对方的,注重教育和改造的理念。

（5）医务社会工作者与医生的区别

麦若希和艾伯森总结了医学与社会工作在专业训练与社会化过程、专业知识和专业肯定、对病人角色权利的看法、团队工作看法,及对社会工作人员等角色功能等方面存在的差异。具体体现在以下方面:①专业训练、组织与社会化过程的差异。主要表现为医师的训练中不注重感觉,社会工作的训练则强调"自我""关系"。社会工作师被期待注重个人、情境的反应,认识专业的影响及发展自我觉醒。医师学习是通过轮转体系,接触不同的科别和病人,以得到广泛的经验,并不努力建立稳固的医生与病人之间的关系。社会工作学生与新进人员的学习多为固定体系,与当事人及督导发展稳定、支持及密切的关系,强调与当事人的治疗关系与学习经验,将这两者视为同等重要。在督导方面,医师训练偏向科层制的督导,社会工作督导则重视行政、教育及支持的功能。②专业知识、专业肯定的差异。主要体现在医学最主要是病理、生理学方面的知识,重视事实与结果,受到社会高度的

专业肯定,而社会工作的知识为行为科学方面,注重价值胜于事实,重视过程大于结果,社会给予的专业肯定程度为中低程度。③对病人角色、权利看法的差异。主要体现在医师常扮演决定者的角色,对于病人来说,他是有知识的专家,有道德的权威者,他可以决定病人的治疗并要求病人完全配合;社会工作者则常扮演服务提供者的角色,鼓励病人的自我决定。④对团队工作看法和社工人员角色功能的差异。主要体现在医师的专业规范重在自治、自律及自我依赖,不愿依靠其他专业人员并较忽视他们的贡献,而社会工作者则强调支持、问题解决、团体动力及系统分析,接受专业间的差异、愿意协调配合是团队工作的必要条件。

(6)医务社会工作者与护士的差异

护士的主要职责是病人的临床护理,工作范围主要局限于临床病人的医学护理。医务社会工作者的主要职责是解决病人及其家属的心理问题以及疾病导致的社会问题。

(四)医务社会工作实务与实务模式

实务,practice,又译为实践,是各种社会工作服务与实践活动的总称,等同于社会工作专业服务活动。

实务模式是对特定领域实务工作特征与一般规律的概括、抽象、总结和理论升华,是特定领域实务工作发展到一定阶段和一定程度的历史产物。实际上,实务模式就是回答服务对象是谁、服务范围与服务领域是什么、如何提供服务、具体服务过程是什么四个基础性问题。

医务社会工作实务模式是医务社会工作者在医疗机构和医疗照顾处境中,就某些领域或某些病人社会服务形式的一套相对规范化的专业服务模式、服务流程和工作方法。反映特定社会制度安排与文化价值,可为医院、医务社会工作者提供可以参考借鉴的服务规范与流程。

二、医务社会工作的本质与功能

前文已经对医务社会工作的概念进行了阐述,要想进一步理解它的内涵,需要了解医务社会工作的本质与它的基本功能。

(一)本质

对医务社会工作的本质进行探讨和解答,就中国而言,关系到中国医务社会工作领域的界定和划分,影响到对以往的中国服务工作经验的总结,联系着中国现有的"半/准社会工作服务"如何与国际医务社会对话和沟通,关系到中国医务社会工作的发展方向和专业水平的提高。

1.利他主义的社会互动

国内学者王思斌认为:"社会工作最深刻的本质特征是利他主义的社会互动。"就规范性及合法性而言,社会工作被视为是福利性的专业助人活动。规范性及合法性是指社会工作将专业助人活动作为普遍信守的观念和旗帜,而且专业助人活动也被社会(包括政府和广大群众)作为辨识和认可的标志,赋予社会工作合法性。

医务社会工作不是一般的帮助他人的行为,不是商业合作式的互利行为,也不是以利他为名的牟取个人私利的行为,它是以帮助他人为出发点,并且通过这种行为而使受助者得到某种好处(使受助者的生存状况得到改善)的行为,其基本内涵是具有福利性的专业助人活动。这包含了两方面的意思:第一,医务社会工作的伦理原则是一种无私地关心他人福利的利他主义,以奉献而不求索取为特征。但这并不是说医务社会工作者没有自己的利益,事实上医务社会工作者都需要获取一定维持自己的生存的经济收入。但医务社会工作者的利己与商业的利己不同,商业经营者为了自己的利益才为他人提供服务,而医务社会工作者则是向求助者提供服务才利己。一个称职的医务社会工作者的助人行为是受其职业信念的驱动,而非基于自己的获利。医务社会工作者的助人活动是以受助者的利益保障为前提的福利性服务活动,他的助人活动获得的经济收入和声誉则是社会给他的报偿,不一定是受助者本人给予的。第二,在利他主义的专业助人活动过程中,没有受助者的参与和配合,是很难达到预期的助人效果的。医务社会工作者是从助人的愿望来设计自己的助人行为,他通过自己的行为来达到助人自助的预期目标,但他是否能真正实现这一目标,不仅取决于他的愿望和助人技巧,也取决于受助者对医务社会工作者行为和"帮助—受助"过程的理解和诠释。因此"助人自助"深刻地指出了医务社会工作所包含的有价值导向的互动内涵,这种互动又呈现出医务社会工作的本质。

2. 道德实践和政治实践

学者朱志强认为:社会工作这种专业工作在本质上是一种道德实践和政治实践。社会工作是一种有别于目前一般号称专业的工作,除了知识基础和技术有分别之外,它的意识形态介入以及进行专业介入时所涉及的道德价值和政治观念,使它有别于一般专业。

医务社会工作的道德实践包含两层意思,一是医务社会工作所倡导的价值,如尊重、接纳、非批判等在实务过程中得以落实,便是一种道德实践。二是医务社会工作者对于事物和现象的理解、问题界定,以至于试行某种干预模式都蕴含着一种道德实践的意味,因为医务社会工作者必然介入受助者的某种福利,这种为对方福利的操心和努力,便体现了医务社会工作实务的道德性。

医务社会工作的政治实践,也包含两层意思,一是从狭义上理解,医务社会工作的政治实践就是涉及对国家、政府施于人民身上的种种社会政策(如医疗保障政策)运作的介入,即对某种政治价值的落实和持守,在人民、社会和政府之间起着桥梁作用。医务社会工作者主张和倡导社会公平公义,这些执着和追求使它处于以解决社会问题为己任的位置,必然对不平等不公义的社会现象持批判态度,其背后就是涉及对公义、自由、权力和需要与社会运作的理解与思索。二是从广义上说,医务社会工作的政治实践是指只要涉及有关的权力关系,如医务社会工作者介入医疗救助的申请与补助,只要理解到个人问题其实是与更广泛层面的社会政治过程息息相关,即所谓"个人的就是政治的",就是广义的政治实施。

(二)基本功能

医务社会工作是优良医疗卫生体系不可缺少的重要组成部分,是现代化医疗服务的标志,发挥着多种基本功能。

1.心理社会影响因素防治功能

医务社会工作者预防与治疗病人及其家属的心理疾病与健康等社会影响因素,帮助医生专心从事生理疾病的治疗,使病人获得综合性服务。这是医疗卫生服务体系中出现医务社会工作的直接原因,也是医务社会工作最基本的职能。

2.参与病人管理功能

医务社会工作者与护士合作直接参与病人管理、参与医疗服务流程和医疗卫生服务活动的过程,是医务社会工作者与护士合作最多的领域,是最能体现社会工作专业人文关怀的领域。比如,医务社会工作中采用个案管理的方法,针对每个病人的特殊健康需要,尊重病人个性和价值,为医疗服务体系带来崭新的价值观念和人文关怀的理念。

3.延伸性健康服务功能

为确保病人完全康复,医务社会工作为病人提供连续性、延伸性的健康照顾。比如,为弥补医院临床服务时空点上的局限性,医务社会工作介入社区卫生服务、贫困家庭探访、健康教育和健康促进、疾病治疗后期的康复服务、家庭护理、社区健康访问、医疗救助对象资格甄别、疾病预防和公共卫生等领域,从而形成立体交叉、连续性服务链。

4.预防性健康服务功能

随着医学模式、健康概念、疾病谱、死亡原因和疾病治疗模式的变化,健康风险因素预防、疾病预防、医患纠纷防范、医疗事故预防等"非医疗化""前移性"服务,逐渐成为医务社会工作者的主要服务领域。

5.多学科领域建设功能

作为社会工作专业和医疗卫生服务体系的重要组成部分,跨越两个学科领域,医务社会工作在医学学科与社会工作专业教育、科学研究中也扮演着重要角色。

三、医务社会工作的主要方法

医务社会工作通常根据服务对象的不同,分为个案工作、小组工作、社区工作三种,以适应不同的工作需求。

(一)医务个案工作方法

1.医务个案工作的概念

个案工作是指专业社会工作者在遵循社会工作价值伦理的基础上,充分运用社会个案工作的专业知识与技巧,协助服务对象寻找问题所在,帮助其克服困难从而恢复其基本功能的专业服务活动。在服务过程中,个案工作者与服务对象之间维持着一对一的专业关系。

学者秦燕认为,医务个案工作是指在医院内,医务社会工作者运用社会个案工作的专业知识与技巧,针对患者及其家属个别状况给予评估,提供专业服务,协助其解决与疾病相关的社会、经济、情绪、家庭等问题,提供情绪支持、行为辅导、经济补助、资源运用,协助患者对疾病治疗的了解与适应,做好出院准备,促进医患良好沟通,协调医患关系和家庭关系,最终实现助人自助。

上海东方医院的孟馥认为,医务社会工作范畴内的个案工作即指在医院内,医务社会工作者运用专业知识和技巧对受助者进行直接介入,以个别辅导的方式,促进受助者的自我改变和成长,增强其对社会的适应,摆脱因疾病而造成的一系列心理问题的工作手法和过程。

总结不同学者的理解,医务个案工作可以概括为医务社会工作者运用专业的知识、方法和技巧,以个别化的方式协助服务对象发掘和运用自身及其周围的资源,解决与疾病相关的心理社会问题,促进服务对象的自我改变与成长,增强对社会的适应,进而使其恢复社会功能。

2.医务个案工作的本质

医务社会工作者重点关注患者及其家属在心理和社会层面的困境与需要,尊重患者及其家属的个别化需求,认为每个患者身体素质、发病部位、病情发展状况、治疗方案、经济状况、人生经历、家庭关系和社会功能等都是独特的。在开展服务过程中,以"去疾病化"的理念开展服务,从患者角色还原生命个体的角色,强调患者及其家属的主体地位及能动性,协助患者及其家属提升自我能力,最终实现助人自助。在开展服务过程中医务社会工作者不仅要关注微观心理层面的介入和支持,也要注重社会资源的整合和利用。

医务个案工作具有社会工作"人在情境中"的特征,将患者和家属的困扰放在特定的社会环境中,考察服务对象与社会环境之间相互影响的过程和方式。通过个案工作帮助患者及其家庭强化其处理困境的基本能力,也就意味着个人及家庭的社会功能也得到了某种程度的恢复。医务个案工作不仅注重服务对象社会功能的恢复,还重视发挥个人及家庭的潜在能力及运用个人及家庭周围环境的资源。可以说,医务个案工作的本质是协调患者和家属与社会环境之间的适应状况,恢复和增强个人及家庭的社会功能。

(二)医务小组工作方法

1.医务小组工作的概念

小组工作是指在社会工作指导下,将两个以上且具有共同的需求或相似的社会问题的成员组织在一起而开展互动性活动的团体。

学者秦燕认为,医务小组工作就是运用社会工作中团体工作的方法,将患者及其家属组成团体,通过社会工作者的引导、团体成员间的经验分享、情绪的支持和相互讨论的过程,来协助患者及其家属解决问题。

上海东方医院的孟馥在《论医院人文服务体系格局中的医务社会工作》一文中认为,医务小组工作就是以由患者及其家属组成的小组为工作对象,通过小组成员间的经验分享、情绪支持和相互讨论的过程,协助患者及其家属对疾病的反应与治疗有更深入的了解,帮助他们恢复信心,解决所面临的问题,恢复正常的生活功能。

结合以上学者的理解,医务小组工作可以概括为运用社会工作中小组工作的方法,将患者及其家属组成小组,透过社会工作者的引导、小组成员间的经验分享、情绪的支持和相互谈论的过程,增进患者及其家属对疾病的认知,解决所面临的问题,恢复和增强社会功能。

医务小组工作的特点是强调小组内人与人之间的互助,使个人在小组中充分感受到团队精神,体验、分享他人战胜疾病的成功经验,从中增强对疾病的认识程度和抵抗能力,提升治疗信心。

2.医务小组工作的类型

依据不同的分类标准,就有了不同类型的医务小组。常见的分类标准和小组类型有以下几种。

按各类疾病的临床特征给患者及其家属带来的不同问题,可将医务小组划分为白血病成长小组、肾病病友互助小组、糖尿病患者讨论会、乳腺癌病友互助小组、高血压防治支持小组等。

按参加小组活动成员身份的不同,可将医务小组划分为患者小组、家属小组、患者与家属小组、医护人员小组、导医成长小组。如肿瘤病友小组活动、脑瘫患儿家属支持小组、白血病患儿及家属学习小组、烫伤患者及其家属小组、医护人员减压小组等。

按小组成员之间的界限和进出小组的自由度,可将医务小组区分为封闭式小组和开放式小组。封闭式小组是指小组人数有一定限制,在小组初期一定的人数就可成立,期间只可能有人退出,而不接受临时加入,如子宫颈癌小组讨论会、小儿血液肿瘤亲子讨论等。开放式小组是指小组聚会期间无限定,成员可在任何时候加入,如肾脏移植病友座谈会、长期住院患者家属谈论会等。

按小组的功能和目标,可将医务小组划分为支持性小组、教育小组、治疗小组、成长小组、康娱小组等,有些小组可能同时交叉着上述所有功能;还可以按问题的性质将医务小组划分为危机调试小组、社交技巧训练小组、出院计划小组等。另外,按小组的组织形式不同可将医务小组划分为联谊会、座谈会和讨论会等。

(三)医务社区工作方法

1.医务社区工作的概念

社区工作是以社区为对象的社会工作介入手法,它既是一项有计划的行动,也是一个过程。社会工作者经常运用集体行动的手法,鼓励居民互助、自主和自决,提升居民的各种能力。社区工作的主要目标是满足社区需要,解决社区问题,培养居民成员的归属感和认同感,促进社区整合,改善社区生活质量,实现社会公正。

所谓医务社区工作就是指把医院的资源和社区的资源,通过社会工作者的桥梁有机地联系起来,并通过社会工作的理念和方法,把这些资源输送至有需要者,从而推动医院及社区相关层面的协调和更好地发展专业活动。

医务社区工作是以社区及整体人群为服务对象,它的服务形式呈多元化特征,既包括在住院病房开展医疗关怀和健康教育活动,也包括在社区推动健康营造计划和倡议建设"健康社区"等。

医务社区工作的介入层面比个案、小组更为宏观,通常聚焦于全社会的健康促进。在实践中,社会工作者与医疗团队共同推动社区外展服务方案、社区健康营造活动,如推动社区健康服务至社区内学校、社区活动中心等地开展健康讲座、健康检查筛选活动、疾病预防宣导、社区病友座谈会、罕见病夏令营等。

2.医务社区工作的功能

开展医务社区工作,既可以立足于医院,推广疾病防治观念,也可以延伸至社区,促进康复预防工作。

社会工作者在医院举办的社区医疗服务,通常以卫生与疾病预防的观念推展为主,即对正在住院和接受门诊治疗的患者和家属所开展的活动,包括邀请医院专家开展系列疾病治疗和康复知识讲座、组织策划长期慢性病患者及其家属的郊游活动以舒缓压力、组织病友的文化娱乐活动等,其目的都是帮助患者在医院顺利治疗。

目前,全球医疗照顾已经逐步显现出了社区化的发展趋势。在社区中,卫生保健体系主要包括预防、治疗和临终关怀三个部分,医务社会工作在这三方面都能起到不可替代的作用。医务社会工作者的工作范围由最初服务于医院系统不断延伸到社区,体现了人文关怀的视角和系统服务的理念,也是医务社会工作者工作范围在社区工作的延伸。随着我国城市化建设进程不断加快,社区逐渐承担起维护社会稳定,促进社会整合和提供社会服务等功能,这就意味着医务社会工作者在社区的作用越来越重要。

第二节 我国医务社会工作的理论基础

从本质上说,医务社会工作作为医务领域的社会工作,是集价值、理论和实践为紧密整体的一个专业和一门学科。价值涉及对人、人性、人的潜能、社会及公义的基本看法,它融合在社会工作的理论和实践中,理论指导着社会工作实践,而实践反过来又不断修正、完善和提炼理论,三者关系密不可分。

一、我国医务社会工作理论的价值

我国的医务社会工作理论的价值首先体现在医务社会工作需要

遵循的社会工作的基本价值和伦理,这些基本价值和伦理包括:①个人的价值与尊严至高无上,个人在生理、智力、情感、社会、审美和精神方面具有天赋的潜能和发展的权利,并具有实现其潜力的权利。②个人具有自我实现的义务,并且由于具有选择的能力,也就具有了自我决定的权利。③为了实现公平正义,每个人都需要在社会提供的权利、机会面前获得公平待遇,使资源得以充分应用。④对当事人个人价值的重视,注意当事人意愿的表达、当事人的需要与目标。⑤对其他人的保护与考虑。

此外,由于服务对象具有诸多的特殊性,医务社会工作还具有特殊的价值和伦理,包括:①整体医疗的权利。②使用现有的医疗资源。③生活品质的要求,而非只是延长寿命。④照顾、护理与适应的研究。⑤强调社会健康。

二、医务社会工作理论的基本功能

我国的医务社会工作理论的价值还体现在它对医务社会工作实务具有的重要作用和意义,主要表现在以下几个方面。

(一)提供概念工具

医务社会工作理论为我们观察、描述、分析和理解特定的疾病、健康现象、现状提供了概念工具,有助于我们从不同学科、不同理论视角、不同分析层面去观察目标事物。[①]

(二)提供衡量标准和评价体系

医务社会工作理论为特定服务领域提供了某种衡量标准和评价体系,人们可以借此衡量和评价目标服务体系,确定目标服务体系所处的发展阶段、现存的主要问题和未来发展方向。

(三)提供多方面的理论、政策支持

医务社会工作理论为全面、系统、客观描述服务状况,发现存在的主要问题,探究问题的主要成因,明确解决问题的基本思路,提出政策

---

①赵怀娟,宋宇宏,杨正霞. 医务社会工作[M]. 北京:北京大学医学出版社,2015.

建议,设计科学合理的制度框架与选择适宜的政策模式,提供了多方面的理论、政策支持,有助于科学决策,提高政策设计和目标服务质量。

(四)提供比较标准和参照体系

医务社会工作理论为横向比较研究和纵向的历史比较研究提供了比较标准和参照体系,有助于发现不同制度和服务体系的主要差距所在。

(五)提供基本原则和衡量标准

医务社会工作理论为医务社会工作的进行以及相关人员进行正确评价和评估服务质量、服务效果提供了基本原则和衡量标准。

三、我国医务社会工作的理论基础

所谓理论就是由抽象的词汇和一系列逻辑上互相联系及判断所组成的知识体系与解释。指导我国医务社会工作的理论主要有以下几种。

(一)社会福利理论

医务社会工作服务是社会福利服务的重要组成部分,社会福利理论和知识体系是医务社会工作依靠的理论基础,社会福利理论知识通过医务社会工作实务体现出来。

社会福利理论主要指人类社会如何界定基本需要并满足基本需要的理论解释,社会福利基础理论主要有人类需要理论。它的核心是基本需要的界定与满足。基本需要是人类需要体系中最基本、最重要和需要优先满足的那些需要,具有如下特征:①社会认可,即取得社会的共识。②普及性,即所有人都需要满足的基本需要,否则人们的生活就会出现问题。③客观性,即基本需要本身是可以观察测量的,其满足程度也是可以客观观察的。④不可缺少性,即社会认可基本需要是特定社会中社会成员社会生活必不可少的必需品。⑤相对性,即基本需要是特定时空处境下的需要,随着社会、经济发展,不同阶段和时期基本需要的内容不同。⑥文化性,即基本需要内容具有浓厚的社会文化色彩。⑦生活状况和生活结果取向,而非收入和生活起点取向。需要一旦被确定为基本需要,就界定了政府公共服务的范围和内容,确定了政府服务的基本对象。基本需要满足的主要途径有收入再分配(政府)、市场就业、社区互助、家庭关爱和个人努力。社会福利制度就是不同基本需要满足途径之间特定的社会文化组合。

身心健康需要是人类社会的基本需要之一,表现在以下方面:①客观性,健康需要表现为可以测量和观察的病症。②普及性,所有人都存在健康需要。③终身性和马鞍型特征,即健康需要是人类终生的基本需要,儿童少年时期和老年时期是人类健康需要满足的两个高峰期。

医疗卫生服务中,健康需要就是病人的身心健康出现了患病状态。治病救人是医疗卫生机构的基本职能,其服务过程就是满足病人健康需要的过程。总体来说,健康需要满足过程分三个阶段,即病人健康需要评估、临床服务提供和康复服务。病人健康需要评估就是诊断病人疾病的性质、程度,并设计适宜的治疗方案,这个阶段诊断技术落后、不必要的重复检查和无法确诊等是影响卫生服务质量的主要因素;临床服务提供是根据病人病情,提供正确、及时、适宜的治疗服务,这个阶段住院难、住院时间长、滥用高价药和医疗费用高等是影响卫生服务质量的主要因素;康复服务是尽快使病人恢复身心健康的状态,使其重新回归正常社会生活,这个阶段社区卫生、家庭和康复服务、康复技术等是卫生服务质量的主要因素。此外,"非医疗性服务"包括医疗服务环境、医疗人文关怀、医患沟通等,也是影响卫生服务质量的重要因素,成为健康需要满足过程的重要组成部分。

随着经济社会的不断发展提高,健康是公民的基本权利在我国已形成共识,为全体公民提供全民性、连续性、综合性健康照顾服务,满足健康需要是政府的基本责任。

(二)心理社会理论

心理社会理论认为人类发展是人们努力完成由他们所适应的社会所要求的任务的过程,并把个体由遗传所确定的生物发展与文化和社会影响相互作用联系起来,将个体一生成长分为若干个有序发展的阶段,每一个发展阶段都有其重要的心理社会发展任务、经历的主要心理社会危机(干扰成长的因素)、解决这些危机的核心过程、重要关系范围和因应行为。这些阶段形成一个序列:成功地完成一个阶段的任务,导致发展及成功地完成下一阶段任务的更大可能性;一个阶段上的任务失败,导致完成今后任务产生重大困难,或使今后的任务不可能完成。

在每一个阶段中,人会发展出一套技能和形成某种能力,它主导着每一特定阶段一个人如何努力学习解决问题,反映出一个人身体的、智力的、社会的、情绪的、技能的或是自我理解的成就;心理社会危机产生于一个人必须付出心理努力,以适应每一个发展阶段中的社会环境要求,这些危机被表示为对立的两极,是文化压力与期望的结果;每一阶段中联结个体需要与文化要求的机制形成核心过程,这些过程导致新技能的获得、心理社会危机的解决;每个人在每个阶段中都有一个重要关系的网络,它确定了对每个人提出的要求、个人被照顾的方式和一个人从这些关系中所推断出的意义;个人在面对特定心理社会危机时以积极的心理状态采取因应行为解决,结果产生适应性自我品质,他们构成解释生活经验的基本意向,即一个人主导的世界观,并为下一阶段的因应提供了资源;采取消极心态因应行为解决心理社会危机的后果是产生潜在的核心病症或叫破坏力,它往往阻碍对人际环境的进一步探索,并被带入随后的心理社会危机的解决方式之中,通常它会转变成一种力量,来阻止下一个阶段的发展任务的完成。每个阶段发展任务的完成和危机的解决交织在一起,构成个体的生活史。各个生活阶段与发展任务、心理社会危机、核心过程、自我品质和核心病症具体如表2-2所示。对不同年龄阶段的健康需要探索适宜的服务模式,确保人们身心健康的发展。

表2-2　生活阶段与发展任务、心理社会危机、核心过程、自我品质和核心病症

年龄阶段	发展任务	心理社会危机	核心过程	自我品质	核心病症
婴儿期 (出生～1岁)	社会依恋;感、知觉及运动技能的成熟;感觉运动智能与原始的因果关系推理;对物体性质的理解范畴的建立;情绪发展	信任对不信任	与照顾者的相互交往	希望	退缩
婴幼儿期	移位运动的精确化;幻想与游戏;语言发展;自我控制	自主对羞怯、怀疑	模仿	意志	强烈冲动
幼儿期	性角色认同;早期道德发展;群体游戏;自尊	主动进取对内疚	认同	目的	抑制
学龄儿童期	友谊;自我评价;具体计算;技能学习;团队游戏	勤勉对自卑感	教育	能力	懒惰
青少年前期 (12～18岁)	身体成熟;形式运算;情绪发展;同伴群体成员资格;性关系	群体认同对疏离感	同伴压力	忠诚(Ⅰ)	孤独
青少年后期 (18～22岁)	对父母关系的自主;性角色认同;内化的道德;职业选择	个人认同对认同混淆	角色尝试	忠诚(Ⅱ)	排斥
成年早期 (22～34岁)	结婚;生育子女;工作;生活方式	亲密对孤立	同伴间的相互作用	爱	排他性
成年中期 (34～60岁)	夫妻关系培育;家庭管理;养育子女;职业上的经营管理	创造力对停滞	个人—环境适应性和创造性	关怀	拒绝性

成年晚期 (60～75岁)	智慧活力的促进;新角色和活动的精力转换;对个人生活的接受;建立一种死亡感	完美无缺对悲观绝望	内省	智慧	轻蔑
老年期 (75岁至死亡)	对老年身体变化的处置;心理历史观的发展;跨越未知的地带	永生对死亡	社会支持	信心	羞愧

(三)生态系统理论

生态系统理论来源于生态学和一般系统理论,生态学关注有机体在环境中的适应性以及有机体在环境中获得的动力平衡与成熟的过程,着重关注人类生命有机体与其周遭环境之间的互动,这对社会工作服务理念的层次和深度有较大影响。系统理论关注个人与环境的互动以及系统的相互连接问题,认为人不能独立存在、是互相依赖的,必须在社会环境中依靠他人、依靠社会系统以获得满意的生活。社会环境中有三种协助人们生活的系统,一种是非正式的或自然的系统,如家庭、朋友等,人们在这种关系中主要是以血缘、地缘关系为纽带连接的;一种是正式的系统,如社会团体或工会等,联系的纽带主要是业缘的关系;还有一种是社会系统,如医院、学校等,这些系统主要是国家的社会福利机构。依靠这三种系统,人才可以在社会中获得满意的生活。基于系统理论,社会工作者帮助人意识到协助系统的存在,建立人和协助系统之间的连接,促进人和系统间的互动,进而提高人解决问题的能力,推动人的发展和改变社会政策。

生态系统理论认为人是不断适应多变的环境的,他们在改变环境的同时也被环境所改变。人经过改变而进步,环境也支持这样的改变,便产生了交互适应。社会问题,如疾病、贫困等混乱了整个社会环境,降低了自然交互适应的可能性。生命系统必须和环境维持良好的适应情况。当交互破坏了适应的平衡,就会产生压力,并使人的需求、能力和环境之间的平衡状态产生问题。这些压力主要来自生活转变，如发展性的改变、地位和角色的改变和生活空间的重建等；压力还来自环境，如不平等的机会、僵化的组织或者压力来自人际间的交互过程。当然，不是所有的压力事件都会导致确实的压力，这要看个人和环境而定，特别是个人对事件的感觉，它强调认识的重要性和控制外界的能力。人的问题可以通过学习或改变环境来解决，只是必须先找出问题发生的原因，然后或是改变个人、或是改变环境来配合个人需求，目标是强化个人适应的能力，进而影响周边环境使交换过程更具适应性。

人类现代生活问题众多，医务社会工作作为助人的专业，需要从生态系统理论中发掘出人类的社会生活与环境因素之间的互动，致力于协助人们在其生命循环中有效克服生命中的难题，从而使人们满足生活需求和发挥生命价值。

(四)增权理论

增权理论的思想渊源来自于新教改革、资本主义工业和商业革命、杰弗逊式民主、先验论哲学、乌托邦社区理论、无政府主义理论、扩展中的公民权理论等。

在社会工作领域，增权被描述为是一个尝试去增加个人的、人与人之间的或者政治的权利的过程，令个人、家庭及社区能以行动去改善他们的处境。它是一个目标、一个过程和一种介入方式，涉及个人、人与人之间和政治等多个层面。增权并不是"赋予"服务对象权利，而是挖掘和激发当事人的潜能。增权的过程包括批判性地检讨，关于自我及其对社会政治环境的态度与信念、个人经验有效化、增加用于批判性思考和行动的知识与技巧，以及为了个人和政治改变采取行动等。这个过程充分反映了增权取向的社会工作的基本特点：即社会工作者和当事人、社区领导人等建立互相合作的伙伴关系，强调当事人的能力而不是无能力，支持着眼于个人及其社会和物质环境的双重焦点,承认当事人是积极的主题,具有相关联的权利、责任、需求、要求,利用自觉选择的方式,把专业的能力指向在历史上被去权的群体及其成员。

根据以上特点可以提出一个由价值基础、介入认可、指导实践的理论基础、有关工作者和当事人相互关系的指引,以及由助人活动组织起来的架构等要素组成的增权取向的社会工作模式,如图2-2所示。

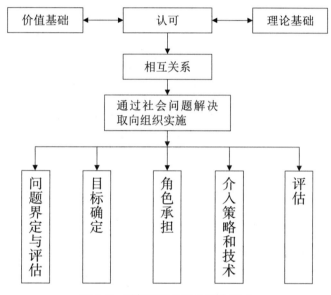

图2-2 增权取向的社会工作模式

(五)危机介入理论

危机介入理论认为危机是一个突然的转折点,当逼近这个转折点时,紧张度骤然激增,从而刺激了个人前所未有的潜能,或者瘫痪个人能力使人不知何去何从。每个人对危机的反应与适应不同,有的人处之泰然,有的人适应不良甚至会出现自杀的倾向或行为。但无论如何,危机情况总会形成对当事人的心理负担与压力。危机的发展分为四个阶段:冲突期、应变期、危机解决期和适应期。

危机介入是指对处于生活危机状况中的人施于短期性服务的一种方法,它透过提供个人亟需的帮助,以协助他克服危急情况,重回身心平衡。它是一种费用少且在短时期内针对解决当事人当前问题的治疗方法。危机介入的目标分为两个调适层次,即最低层次和较高层次,就是希望在有限时间内由社会工作者以密集式的服务来提供支持性协助,使当事人恢复以往的平衡状态,并且在处理日常问题能力上有长期地改变。危机介入的步骤分为七步:建立良好沟通关系,了解造成危机的主要问题,帮助当事人认识问题,与当事人讨论可行性方法,订立计划,结案,跟进服务。危机介入的原则是介入的时限性和有限目标,社会工作者主动直接指导当事人帮助解决急需解决的问题,最终仍要把自决权移交给当事人,恢复和增强当事人的社会功能。

在医务社会工作实务中,许多主动求助的当事人都是自己的生活中遇到了因疾病或伤害引起的紧急状况,个人解决不了才前来寻求服务的。所以危机介入可以看作是医务社会工作处理当事人问题的一般技术。当人们无力应付疾病问题而遭遇危机时,将促使他们向机构求援。因此,所有的当事人都可以被当作"在危机状态中",危机介入也因而与整个医务社会工作发生联系。

(六)社会支持网络理论

林南等学者把社会支持综合定义为"意识到的或实际的由社区、社会网络和亲密伙伴提供的工具性或表达性的资源"。研究和工作实践发现社会关系对保持个体身体健康的重要性,强调社会关系具有潜在的调节或缓冲心理紧张或情绪压抑、低落等对身体健康的不利影响。

社会支持网络理论有两派。一派认为社会支持主要是起缓冲压力的作用,而社会支持的崩溃会令人产生不平衡甚至导致疾病的形成。因此,应建立个人的支持系统,以帮助个人缓冲危机情况所导致的心理及生理冲击。这些支持系统可以包括亲戚、朋友、互助小组及邻里关怀照顾团体等,而所提供的支持可能包括心理及情感上的支持,协助日常生活上的细节,提供物质、金钱、技术等。社会支持可以在两个关键性时刻介入,一个是在危机将发生或刚发生但在压力产生之前,社会支持可以帮助个人去采取较为乐观的态度或做适当的准备工作去减低压力的负面影响。另一方面,社会支持也可以在压力产生后、在病态形成前产生作用,帮助个人去采取较积极的态度面对困难,或鼓励个人去执行适当的治疗程序,如定时吃药、维持足够休息等。

另一个学派则认为社会支持对个人不单只提供缓冲压力的帮助,而且能够起直接或整体的维护作用。持这种论点的学者认为社会支持能帮助个人融合进社会的网络之中,因此而强化个人的心理和生理健康,帮助个人与社会的协调。当个人确知他是生活在一个富有支持性及关怀性的社会网络之中,并且他能主观地感觉到其他人时刻都会愿意提供适当的帮助时,他自然会感觉自信、安全及可以控制周围的环境。这种健康的心理状态亦自然能够帮助个人增加对危机及疾病的防卫性,预防问题及压力的产生。

在社会支持网络理论视角下,医务社会工作者可以运用社会支持网络对患者及其家属进行介入服务。

四、我国医务社会工作理论基础的运用

以上理论观点为医务社会工作实务提供了理论指导、概念框架、分析工具、知识体系和看待问题的基本视角,各种理论从不同方面或角度看待疾病与健康的关系,为医务社会工作者在不同健康照顾处境下处理不同的健康问题提供理论指导和行动指南。不同的健康处境和不同的目标人群需要不同的理论分析框架,且健康干预过程和不同发展阶段需要不同的理论,因此,医务社会工作者应因地制宜、灵活运用各种不同的理论。

第三节　我国医务社会工作的发展历史与现状

医务社会工作诞生于西方工业化国家,是社会工作的一个实务领域,也是吸纳职业社会工作者较多、较早走向成熟的实务领域之一。医务社会工作是社会工作的知识和技能在临床医疗、公共卫生、健康照顾、精神卫生等领域的运用。本节主要分析医务社会工作在我国的发展状况。

一、医务社会工作在我国的发展历史

中国医务社会工作出现于1921年,迄今已有近一百年的历史。其历史发展可划分为四个阶段。

(一)第一阶段(1921—1949年)

这段时期中国所处宏观社会环境是半封建半殖民地社会,我国在引进建立现代医学制度的同时,欧美国家少数医务社会工作者和有关社团,先后在中国少数城市建立了医院并引进医务社会工作,北平协和医院、济南齐鲁大学医学院附设医院、南京鼓楼医院、上海红十字会医院、上海仁济医院、重庆仁济医院等先后设立了社会服务部,开展医务社会工作。1921年美国著名医务社会工作者蒲爱德女士在北平协和医院创建社会服务部,最早在国内开展医务社会工作。

(二)第二阶段(1949—1978年)

中华人民共和国成立后,政府借鉴苏联模式,逐步建立中央集权的计划经济体制,在医疗卫生领域扮演全能角色,提供全面社会服务。1952年高等院校调整院系,社会学、社会工作专业被取消,各医院的医务社会工作服务也随之取消。党和政府提出了"面向工农兵、预防为主、团结中西医、卫生工作与群众运动相结合"的四大工作方针,使我国医疗卫生事业得到了大力发展,改变了旧社会只有少数人能享受医疗照顾的局面,使亿万人民群众得到基本医疗保障,彻底改变了当时疾病丛生、缺医少药的局面,取得了令世人瞩目的成就。实际上,这些工作中许多工作虽然不是以"医务社会工作"的名义出现的,但实质上仍属于医务社会工作范畴。

(三)第三阶段(1978—2000年)

改革开放为医疗卫生领域的改革和借鉴国际医务社会工作经验,提供了良好的宏观社会环境和机遇。在这个阶段,全国各地先后掀起了学习探索医务社会工作的热潮。但当时的研究仅限于基本知识和基本理论的介绍引进,没有付诸实践,因此社会影响不大,基本局限于学术圈子内的讨论和交流。随后,计划经济体制向市场经济体制的转变使"供需""竞争""价格"等市场经济的关键词开始出现在社会的各个方面,医疗服务也开始面对市场的挑战。1992年卫生部(今卫计委)出台了《关于深化卫生改革的几点意见》,提出"卫生改革要主动适应社会主义市场经济需要",1996年中共中央、国务院主持召开的全国卫生工作会议制定了新时期卫生工作改革与发展的一系列方针政策,明确我国卫生事业的定位从过去的福利事业转变为国家实行一定福利政策的社会公益事业。[①]

(四)第四阶段(2000年至今)

医药卫生体制改革的探索带来了新的问题,出现了医患关系日益紧张的状况,这促使人们从社会工作教育发展与医疗卫生机构应对机制两方面再次聚焦医务社会工作。一方面社会工作教育者进一步明确提出医务社会工作介入医疗卫生系统的重要意义,并加大了医务社会工作的理论研究。另一方面,在2000年,上海东方医院、北京朝阳医院等多个大型医院相继设置医务社会工作服务机构,引入社会工作理念与服务手法,开展医务社会工作实务探索。2006年10月党的十六届六中全会决定,要"建立宏大的社会工作人才队伍",并对我国社会工

---

①甄红菊.我国医务社会工作现状及对策[J].医学与社会,2013,26(01):58-60.

作的发展做出了总体设计。2009年3月,《中共中央国务院关于深化医药卫生体制改革的意见》首次明确提出"开展医务社会工作,完善医疗纠纷处理机制,增进医患沟通",明确了医务社会工作在我国医药卫生体制改革、构建和谐医患关系中的重要地位,标志着我国医务社会工作进入了蓬勃发展的新时期。

二、我国医务社会工作现状

尽管我国医务社会工作逐渐发展了起来,特别是进入21世纪之后整体处在蓬勃发展的时期,但从我国医务社会工作的现状来看,它仍有很大的发展空间。

(一)我国医务社会工作的发展环境

1.我国社会政策框架与社会福利制度

社会政策是公共政策的主要组成部分,其核心是改善公民生活状况、提高公民社会福利水平和促进社会发展。社会政策框架主要由卫生、教育、福利、社会保障、住房和就业服务政策等部分组成,范围基本覆盖社会生活的所有领域,能够满足人类社会主要的社会需要和基本需求。社会政策框架与福利制度对卫生改革发展具有重要现实、政策和理论意义,可以回答为什么进行卫生改革、卫生改革的范围和内容是什么、如何进行改革、卫生改革发展的方向是什么,既为卫生改革与发展指明方向,又为卫生政策与医疗卫生服务战略定位提供理论政策基础,使卫生改革发展符合社会发展需要。

2.我国卫生政策框架与医疗卫生服务体系

卫生政策是社会政策框架与社会福利制度的重要组成部分,指国家、社会有关预防疾病与公共卫生、疾病控制和疾病治疗、卫生监督和卫生研究,以及所有旨在改善人民健康状况和提高生活质量的方针、原则和管理措施的总和。医疗卫生服务指导方针、工作原则主要体现在卫生政策中,卫生政策反映在医疗卫生服务体系中,两者相互依存,共同构成医疗卫生服务体系与卫生政策框架。随着我国社会结构转型和现代化进程的加快,身心健康已成为人类最基本的需要,医疗卫生服务是社会福利制度框架中最基础、最重要的领域,卫生政策是社会政策框架的核心内容之一。现代中国卫生政策框架发展历史可以划分为两大阶段,改革开放前主要是建立现代医疗卫生服务体系,改革开放以来主要是体制改革。中华人民共和国成立以来,政府逐步建立高度中央集权的计划经济体制和与其对应的社会管理体制,同时政府逐步建立起中国特色的医疗卫生服务体系与卫生政策框架,明确提出卫生工作四大方针。改革开放后,随着市场经济体制的建立,政府实施医药卫生体制改革,卫生改革与重构卫生政策框架是新时期的主要任务和奋斗目标。

医疗卫生服务体系泛指特定时期社会、国家有关疾病防治和改善人民身心健康状况的政策措施、服务的总和。我国的医疗卫生服务体系范围广泛,其工作的方向和政策目标都是以有效改善人民身心健康状况、提高全体公民的生活质量和全社会整体的社会福利最大化为最高政策目标。目前,我国医疗卫生服务体系主要由预防医学与公共卫生、临床医学与疾病治疗、精神疾病与精神健康、医疗康复与康复医学、家庭医学与社区健康服务五部分组成。

3.我国的医疗保险制度

医疗保险制度是指一个国家或地区按照保险原则为解决居民防病治病问题而筹集、分配和使用医疗保险基金的制度。它是居民医疗保健事业的有效筹资机制,是构成社会保险制度的一种比较进步的制度,也是目前世界上应用相当普遍的一种卫生费用管理模式。我国医疗保险制度的建立,促进了我国医疗保健事业的快速发展,对于保障城乡居民身体健康、提高人民身体素质发挥了积极作用。国家要加快建立和完善以基本医疗保障为主体、其他多种形式的补充医疗保险和商业健康保险为补充、覆盖城乡居民的多层次医疗保障体系,并随着经济社会发展,逐步提高筹资水平和统筹层次、缩小保障水平差距,最终实现制度框架的基本统一,同时还要探索建立城乡一体化的基本医疗保障管理制度。

目前,我国的医疗保障体系以基本医疗保险和城乡医疗救助为主体,还包括其他多种形式的补充医疗保险和商业健康保险。除此之外,国家通过提供社会福利和发展慈善事业,建立健全医疗卫生服务设施,扩大医疗保障资金来源,更好地满足群众医疗保障需求。

(二)我国医务社会工作者队伍的基本情况

根据卫生部(今卫计委)"卫生系统社会工作和社会工作人才队伍建设现状调查和岗位设置政策研究"数据及对19家设置医务社会工作机构的医疗机构进行调查问卷的统计结果,我国医务社会工作者队伍基本情况如下。

1.总量

由于目前尚缺乏全国性、权威性统计数据,我国医务社会工作人员总体数量不清,但从以下新闻报道可以肯定我国实际在岗的医务社会工作者总量不多。

在北京举办的2016年"中国医务社工发展与促进公益进步的关系论坛"上,专家介绍,我国医务社工数量奇缺,因而启动"春苗医务社工培训项目",将在5年内培养1500名医务社会工作者。

2.分布

从地区分布看,目前全国在岗的各类医务社会工作人员,绝大多数集中分布在北京、天津、上海、广州、深圳等东部沿海地区的大中城市,中、西部地区分布较少。

从服务机构看,目前在岗的医务社会工作者主要分布在公立医疗机构中,特别是大型三级甲等综合医院和专科医院,且这些医疗机构门诊量较大,医患关系处于相对紧张状态。而疾控系统、社区卫生服务、健康教育、妇幼保健等公共卫生机构中医务社会工作者很少。

3.人员来源及专业背景

结合卫生部(今卫计委)全国医务社会工作人才队伍调查数据,可以得出初步结论:目前全国在岗的各类医务社会工作人员,绝大多数人员为女性,且大部分是护士长及护士出身,大部分具有护理中级以上职称。这些医务社会工作人员大致分五种情况:一是护士既要承担护理工作,又要承担社会工作者的职责。二是返聘已退休护士长,利用她们了解医疗、熟悉医院、善于沟通病人和护理经验丰富的优势,聘任她们承担医务社会工作者的职责。三是抽调精明能干、经验丰富的护士长,担当医院社会工作部的部长,专职从事医务社会工作服务。四是本身是医生,后来又获得社会工作专业的专业学位,身兼二职。五是许多护士长和护士实际上已不从事临床护理工作,从事的是医务社会工作。

4.专业及职称结构

根据卫生部(今卫计委)"卫生系统社会工作和社会工作人才队伍建设现状调查和岗位设置政策研究"数据及对19家设置医务社会工作机构的医疗机构进行调查问卷的统计结果,在参与调查的医务社会工作人员中,其专业教育和学科背景以护理学和医学为主,具有社会工作专业背景的占20.3%,社会工作专业毕业生进入医疗卫生机构从事医务社会工作仅占17.1%。在参与调查的人中,职称结构为:社会工作师1人,助理社会工作师6人,占总数的10.9%,其余多为医、护、技系列中高级职称,有2人为助理研究员。在调查的12位医院社会工作部门负责人中,1人为主治医师、3人为主任医师、1人为副主任医师、2人为副主任护师、1人为助理社会工作师、2人为医师、1人无职称。12名负责人中有2人具有社会工作硕士学位、1人具有社会工作本科学历、有5人接受过社会工作或医务社会工作专业知识培训、4人未接受过相关培训。

与以往的数据相比,具有社会工作专业背景的医务社会工作者逐渐增多,社会工作专业学生逐步进入医疗卫生系统开展专业服务。当前社会工作专业学生介入医疗卫生机构从事医务社会工作的基本途径有三个:一是在医疗机构从事相关的志愿服务,二是在医疗机构进行医务社会工作的实习,三是毕业后正式介入医疗机构工作。调查发现,对非医学训练的社会工作专业学生和社会工作院校教师来说,上述途径非常少并且很困难,社会工作教育实践与医院社会服务需要之间存在思想认识、知识信息、专业背景障碍。

5.工作环境与工作方法

研究调查发现,所调查医院的社会工作部门都是2000年以后新成立的。在医疗机构业务用房和办公用房普遍紧张的情况下,有时社会工作者自身的基本办公条件都难以满足,更难有为病人和家属提供的独立的、适宜交流和不受他人干扰的会谈空间及为小组活动提供的活动室。

医务社会工作人员开展社会服务的主要方式还是靠病房巡视主动发现当事人而提供服务,部分医院已经有医护人员向医务社会工作者转介病人,还有少数医院有患者主动寻求帮助。

在开展工作采用的方法上,大多数医务社会工作者的工作方法比较简单、传统,缺乏社会工作专业的特色,难以发挥社会工作解决问题和服务社会应有的功能。

6.薪酬待遇

从调研掌握的情况看,目前医院社会工作部中工作人员或专业医务社会工作者的身份,多属于医院行政编制,50%的社会工作部门属于医院的1级管理部门,16.6%属于医院医务部(处)下属二级管理部门,8%属于市场部下属二级科室,16.6%为隶属临床部的业务部门。如中国康复研究中心的社会工作设置在医院社会职业康复科,北京大学第六医院在"精神疾病控制干预中心"设置社会工作岗位,为医院临床部的一个业务部门。部分属于高等院校附属医院的社工人员,获得了研究员系列职称,部分医护人员转岗的医务社会工作者,工资标准按原职称级别序列,但由于脱离了原医护岗位无法继续晋升原序列专业技术职务。待遇上,社会工作部门负责人均享受相应管理级别待遇,工作人员享受医院平均奖金;仅中国康复研究中心和北京大学第六医院社会工作因属于临床科室,按照科室业务收入进行成本核算计算奖金,因此社会工作人员收入远远低于医院临床科室平均奖金,也低于行政人员奖金收入。

(三)我国医务社会工作的服务领域与服务内容

目前我国医务社会工作的服务领域与服务内容主要集中在健康需要评估、医院环境适应、社会支持、医疗纠纷处理及医患沟通和志愿服务上,为患者、家属和其他人员提供连续性社会服务和经济援助服务相对较少。在公共卫生领域、社区卫生服务中心和其他"非临床医疗服务"领域中开展社会工作也很有限。

现阶段我国医务社会工作服务领域与服务内容具有以下特点:①全国尚无统一的工作职责范围与服务内容的规定,医务社会工作服务领域主要集中在医院。医务社会工作者根据各自所处地区、医院的具体情况和对社会工作含义的理解界定职责范围和服务内容,界定多样化,差异较大。有的职责界定与服务内容不尽科学,绝大多数医院社会工作部基本上没有开展最应该提供给贫困人群的医疗救助服务。②全国各地医务社会工作者职责范围与医生职责范围的关系较为明确,但与护士的职责范围、服务内容有些含糊不清。许多医院的社会工作部人员主要由有护士工作经历的人员担任,这反映了医务社会工作发展初期不同学科、不同专业和不同专业技术人员之间职能边界的模糊性,其原因源自于人们的认识水平和缺乏实践经验。③全国各地医务社会工作的职责范围和服务内容主要集中在临床医疗服务、预防和减少医疗纠纷和医患沟通上,为病人、家属和其他人员提供直接的社会服务和经济援助服务相对较少。④不少地方和医院虽已设置社会工作部门,但从它们的职责范围和服务内容可以看出,工作还没有真正到位,不少医院还未开展社会工作专业服务,尚停留在志愿服务层次上。

三、我国医务社会工作发展面临的问题

开展医务社会工作是转变医学模式的需要、是深化医药卫生体制改革的需要、是构建和谐医患关系的需要、也是社区卫生服务建设的需要,在我国开展医务社会工作已具备条件,但是医务社会工作在我国的发展总体推进缓慢,还存在诸多问题和困难,主要有以下几个方面。

(一)缺乏社会福利、社会工作等相关法律法规和政策保障

社会工作诞生与发展和相关的社会福利理论与社会保障制度紧密相关,在此基础上制定的相关法律法规是开展社会工作的重要依据。长期以来,政府对社会福利和社会保障重视不够,对医务社会工作这一较新的事物,思想认识滞后、重视程度不够,对医务社会工作制度建设的必要性、重要性、紧迫性认识不足。无论是制度层面,还是政策层面都还没有明确的医务社会工作地位与岗位的规定出台,还没有真正把医务社会工作当作一个重要的专业领域来发展。医院没有医务社会工作岗位编制,专业社会工作无法进入医院,使医务社会工作开展服务首先就遇到社会认可及生存与发展的问题,地位身份不明,缺乏政策法规保障。

(二)卫生系统内还缺乏对社会工作的基本认识

目前,我国卫生系统内部管理层绝大部分还不了解什么是医务社会工作,医院院长对社会工作者进入医院"难以理解"。部分人即使有所认识,但认识不到位,错误地认为社会工作不仅不能挣钱,而且还要花钱,在当前医院特别是大多数公立性医疗机构政府财政投入不到位,需要为生存发展而自负盈亏的情况下,不得不"尽可能降低运营成本",严格控制人员编制,无暇顾及开展医务社会工作服务事宜。

(三)社会知晓度不高、认同感不强

目前国人普遍认为社会工作是西方国家的舶来品,不是中国社会内源和内生事物。卫生部(今卫计委)曾在"社会工作和社会工作人才队伍建设现状调查和岗位设置政策研究"课题组的调研中发现,大多数社会成员对医务社会工作的概念和服务闻所未闻,十分陌生,他们更习惯于数千年来形成的以传统文化和社会方式为基础的亲友互助体系和以计划经济为基础的行政性半专业化的社会工作。

(四)医务社会工作人才匮乏

医务社会工作是一门专业,具有专业理论知识、技能和职业价值观的专业工作者是开展医务社会工作的基础。我国目前社会工作发展尚不成熟,医务社会工作从业人员大部分从其他专业转岗而来,未接受过正规的社会工作教育培训,缺乏社会工作理念和方法,专业化程度较低。近年来虽有部分高校开设社会工作专业(也有医务社会工作专业或专业方向),教育培养出一批专业社会工作者,但一方面由于大多数医疗机构没有医务社会工作岗位,他们难以进入医疗卫生机构,另一方面大多数社会工作院校人才培养理论脱离实际,很少开设与医学基础知识相关的课程,培养的社会工作者常因医学知识的缺乏而在医院或康复机构中不能有效开展与医护的配合及与患者的沟通,难以有效开展专业服务。

(五)医务社会工作者职业发展路径不清

调查结果显示,目前全国为数不多的开展医务社会工作服务的医院,设立的医务社会工作部门绝大多数是隶属医院的行政管理科室,人员岗位属于管理岗位,大多是其他专业转行而来,新进社会工作的专业人员无相应的专业技术职务可以晋升。即使少部分附属高校的医疗机构获得"研究员"系列专业技术职务任职资格,或原有医技类专业技术职务任职资格,但开展事业单位岗位设置后,原则上不能"双肩挑",医务社会工作者只能聘任管理岗位,职称和待遇无法得到有效落

实、职业发展路径不清晰,难以激发医务社会工作者的创造性,也使得他们在为有服务需要的人群提供服务时无法获得职业的认同感和成就感。这不仅影响了他们的工作积极性,也遏制了他们业务水平的提高。

(六)医务社会工作不能满足社会需求

目前我国在岗的医务社会工作者人数少,专业水平不高,远不能满足患者、医院、政府和社会的多层次、多元化需要。医务社会工作需要专业化、综合性、连续性的社会福利制度作为基础,医务社会工作者仅能承担有限的社会责任,要与其他专业技术人员协力合作,分别从自身专业的角度出发共同帮助有服务需要的对象。但是由于目前我国社会福利制度框架还在构建过程中,医务社会工作者能掌握和可以利用的社会资源不足,社会管理者和公众往往对其期望值偏高,因此医务社会工作与社会需求之间还存在较大差距。

四、我国建立医务社会工作制度的重要性和紧迫性

我国医务社会工作发展面临的问题,归根结底是医务社会工作制度的问题,卫生系统迫切需要建立医务社会工作制度。医务社会工作制度的建设不仅是医学体系发展、医学模式转变的内在要求,也是实践以人为本、建设和谐社会,推进中国特色社会主义事业所必须的重大举措。

(一)建立医务社会工作制度是构建和谐社会的迫切需要

改革开放以来,中国的经济、政治和社会各个方面都取得了快速的发展和进步,社会问题也随之发生重大变化,医疗卫生和"看病难,看病贵"成为公众反应较为强烈,迫切得到改善的"社会问题"。发展社会福利制度,建立专业化的社会服务制度,将社会福利制度与医疗卫生服务体系结合起来,以解决已发生重大结构变化的社会问题,社会工作者与医务社会工作者在社会发展中扮演着越来越重要的角色。将社会工作者引入医疗机构和整个卫生系统,是卫生政治学的迫切需

要,是解决当前日趋严峻的医疗卫生问题的迫切需要。

(二)建立医务社会工作制度是实现医改目标的政策工具

2009年3月《中共中央国务院关于深化医药卫生体制改革的意见》颁布,明确提出要"建立覆盖城乡居民的基本医疗卫生制度,为群众提供安全、有效、方便、价廉的医疗卫生服务"的改革总目标,标志着中国医药卫生体制改革进入了崭新的历史阶段。文件首次明确指出,要"开展医务社会工作,完善医疗纠纷处理机制,增进医患沟通",确立了医务社会工作与医药卫生体制改革的内在联系和相互关系模式,为医务社会工作者介入医疗卫生体系,深化医药卫生体制改革、构建和谐医患关系提供了制度性、操作性的改革思路和方向。通过开展医务社会工作,增强医学人文关怀、促进医患沟通、促进健康公平、开展医院公共关系和重塑医院社会形象,将健康与福利有机地结合起来,科学确定医院组织结构、功能定位和优化临床医疗路径,将社区健康服务与医院联系起来,帮助病人和家属适应就医环境、熟悉医院组织流程,为病人和家属提供"非医学诊疗"社会服务与公共服务,发挥多种积极作用。

(三)建立医务社会工作制度是构建现代医疗卫生服务体系的重要内容

预防控制和治疗疾病,改善公民身心健康,传播健康理念和文明生活方式,适应生物医学模式转变,为病人、家属和社区居民提供整体化、连续性和综合性福利服务,是医务社会工作专业服务的基本职责。医务社会工作者的基本职责和主要任务是为遇到生活困难的各类病人、病人家属、困难家庭、弱势群体、有关组织和社区提供专业化帮助服务,解决他们的疾病和身心健康问题,满足他们身心健康的需要,进而改善个人福利、家庭福利、群体福利、社区福利和全社会整体的社会福利水平。目前,我国正处于深化医药卫生体制改革与构建和谐医患关系的关键时期,在这种背景下,从理论和实践上对建立医务社会工作制度进行深入探讨,推动医务社会工作制度的诞生,培养医务社会工作人才,建立医务社会职能部门,使专业社会工作者进入医疗卫生系统,成为医疗卫生服务多学科专业团队中不可缺少的重要部分。

另外,从国际医务社会工作发展过程看,医务社会工作是社会工作最早专业化的领域,它的发展将推动社会工作整体的发展和专业化水平的提高,因此在全国社会工作制度框架建设过程中,医务社会工作是最重要、最迫切的战略领域之一,应置于国家社会工作制度建设议程的优先地位,是制度创新的重点。

第四节　我国开展医务社会工作的意义与价值

自1988年中国康复医学中心医务社会工作与残障社会工作相结合的专业服务出现以来,各地相继开展了医务社会工作,这是伴随着我国社会的需要而产生的,是在我国发展社会工作专业服务的政治承诺、经济基础、社会环境、社会需要、价值观念和舆论氛围都已具备的情况下产生的,是医学模式转变、医药卫生体制改革、卫生事业发展的必然趋势。

一、医务社会工作存在的必然性及意义

(一)医学模式的转变需要医务社会工作

随着科学技术的进步和社会的发展,人们对于自身健康有了更全面的认识,世界卫生组织给出的"一种完整的肉体、心理和社会良好状态,而不仅仅是没有疾病或伤残"的健康新定义对传统生物医学模式提出了挑战,提出应当从传统的生物医学模式转变为新的生物心理—社会医学模式,既重视生理因素在疾病产生中的作用,又强调心理社会因素的作用,主张医学应该更全面地为病人服务。医学界许多专家

学者提出,为适应医学模式的转变,医生应转变角色,具备一定的心理学、社会学知识素养,在对病人的诊治过程中充分考虑病人的心理、社会致病因素,综合施治。

无论是倡导医生适应医学模式的转变还是提出整体护理,从理论上都是可行的。医生、护士的确应该具有一定的心理学、社会学等学科知识,能将"生物学的病人"与"社会学、心理学的病人"视为一个整体,为病人提供全面的治疗、护理和康复服务。但是,就此认为医护人员可以成为样样精通的多面手,是不可能的。并且,当前医生护士的工作负担已经相当沉重,如果再对医护人员提出这些要求,势必会使医务人员对角色过度多元化无所适从。医生、护士与医务社会工作者相配合,才能对病人致病的心理、社会因素做出正确判断,正像医生、护士、医技人员互相配合形成团队,才能对病人致病的生理因素做出正确判断一样,否则,让医生、护士承担多个角色将会引发角色冲突与混乱。

医务社会工作可以满足为患者提供专业解决心理、家庭、人际关系及社会环境等方面问题的角色需求,因此医务社会工作者进入医疗卫生系统开展社会工作服务,是促进公民身体健康、精神心理健康和社会适应能力完美结合的需要,是社会服务、社区服务、家庭照顾与医疗服务、健康照顾与社会福利服务的有机结合,是社会福利制度现代化的结果。

(二)我国医药卫生制度改革需要医务社会工作

现代疾病的预防和诊治牵涉各个方面,如社会政治、经济、文化和医疗保障等,因此,要从根本上维护人民群众的健康权益、防治与诸多社会因素相关的现代疾病,必须从宏观角度系统解决。我国医疗卫生系统的根本宗旨是救死扶伤、实行人道主义,全心全意为人民服务,如何使经济困难的病人也能看得起病,成为社会和政府关注的重要议题。2009年《中共中央国务院关于深化医药卫生体制改革的意见》的出台,标志着新一轮医改的开始。在医疗实践中,通常是医院最早发现经济困难的病人,如果有医务社会工作者从个人、家庭与国家不同层面综合解决当前医疗社会问题,医院就能发挥社会资源与病人之间的桥梁作用,最大限度地调动各种社会资源为人们的健康服务。

(三)我国医患关系发展现状需要医务社会工作

由于健康医疗的需求在大幅度增长,在医疗技术复杂高难化、医疗执业专精化的发展趋势下,医生与病人的关系逐渐淡薄。病人要求权利被尊重的呼声日益高涨,他们开始重视自己作为病人这一特殊消费者时的权利;同时,医疗保障制度的不完善导致人民群众"看病贵"问题突出,加上服务态度和质量问题等原因,医患之间信任度不断下降,医疗纠纷和医患冲突频频发生,医患关系形势严峻。在医疗纠纷中,医务社会工作人员对病人及其家属进行解释说明,使之了解相关医疗知识,即可防范这类医疗纠纷的发生。因为他们本身是医疗服务当事人,属于介入性角色。所以,一种中立性的介入角色对防范和解决医疗纠纷就显得异常重要。他们既可以对病人及其家属进行说服教育,也对医务人员起到监督作用,充当医患之间的桥梁与中介,缓和矛盾、中立调解、寻求解决途径,防患于未然。

(四)社区卫生服务发展需要医务社会工作

社区卫生服务是我国深化医药卫生体制改革的重点,也是社区建设的重要内容。要满足社会公共卫生服务需求,实现"人人享有基本医疗卫生服务"的医改目标,就需要医务社会工作者与医疗卫生人员协调工作,充分依靠社会工作者应用社会学以及社会工作理论、方法,组织和动员社会力量预防常见病,包括突发性疾病的发生,开展慢性病防治、社区特殊人群的照顾和社会支持等,实施有效措施切实保障社区人群的卫生健康。

(五)医疗卫生国际化趋势需要医务社会工作

如今的社会是一个全球化的开放社会,我国的医疗卫生领域也要与国际接轨,不断扩大交流合作。目前,我国已与国际上大多数发达及发展中国家开展医务社会工作合作,且医务社会工作的服务范围不断从医院拓展至家庭、学校、社区等领域,结合医疗、教育和社会福利资源为患者及其家属和社会大众健康提供服务,为本国、本地广大民众健康水平的提高和福利事业的发展做出了积极贡献,积累了丰富经验,因此医疗卫生国际化发展趋势需要医务社会工作。

二、医务社会工作介入医患关系的意义

(一)医务社会工作介入医患关系的必要性

1.医疗制度改革的需要

医疗制度改革的根本目的是要从制度上保障和维护人民的健康权益,健康权益不仅涉及社会、政治、经济、文化、风俗,还涉及社会福利保障等。医务社会工作正是医疗制度在社会层面上顺利改革的有力保障。

2.构建和谐医患关系的需要

处理当下的医患关系问题仅靠医疗管理体制是无法解决的,协调医患关系,促进医患和谐,需要医务社工的加入。

3.改善医疗服务质量的需要

随着社会的进步、医学的发展、医学模式的转变,人们对健康的需求不断提高,从生物层面扩大到心理和社会层面,不仅要求保证治疗的质量,还要求人性化的医疗服务。由于医务社会工作介入医患关系,在很大程度上靠的是人文关怀的理念,因此可以分担医护人员医疗技术之外的工作,保证医疗技术质量和人文关怀双重目标的实现。

(二)医务社会工作介入医患关系的可行性

1.重视程度不断提高

2009年发布的《中共中央、国务院关于深化医药卫生体制改革的意见》提出开展医务社会工作、完善医疗纠纷处理机制、增进医患沟通,指出了医务社会工作的服务目标是促进医患和谐,政策上为发展

医务社会工作提供有力支撑。

2.缓解医患关系的作用不断显现

医务社工可以在医患之间架起沟通的桥梁,增进双方的了解与信任,促进患者与医生的良性互动,协助疾病的心理治疗,较好地改善和化解医患矛盾,防范和减少医疗纠纷。

3.专业优势日益凸显

医务社会工作是医疗中的社会工作,在为患者服务的过程中,社会工作"助人自助""人道主义""扶弱济贫""维护人的尊严和权利"等理念与医疗服务有机地结合起来,以人的基本需要为出发点为患者提供服务,更有效地解决患者在就医过程中所产生的社会问题,这与医患关系要求以患者及服务对象的利益为根本出发点是一致的。因此,医务社会工作介入医患关系是具有可行性的。

三、医务社会工作伦理的价值

医务社会工作伦理是一整套指导医务社会工作正确履行责任和义务,并防范道德风险的行为标准,包括实际工作的一般规则和标准。要发展现代医务社会工作要有伦理为其掌舵。医务社会工作伦理价值是医务社会工作的核心与灵魂,是职业活动的原则立场和根本态度,对医务社会工作实践可以起到指导和规范作用。

(一)关怀伦理价值

关怀伦理来源于西方女性主义伦理思想,强调人与人之间的道德关怀,是一种德行伦理。它的创立者和建构者将这种伦理关系模式推广到社会领域,变成一种能够普遍应用于人际关系的伦理理论[①]。

医学治病救人的宗旨本质上就是通过对人的关怀体现的,正如传统医德所强调的"医乃仁术、以人为本",这里的"仁"就是爱人和关怀人。现代医学人文缺失的现象比较严重,这也是导致医患冲突的一个

---

①张婷婷,王彩霞.医务社会工作伦理价值探析[J].中国医学伦理学,2017,30(01):109-112.

重要原因。很多医患纠纷不是医务人员技术不过关,恰恰是医务人员缺乏人文修养、缺少与患者及家属的沟通、缺少对患者的人文关怀所导致的。医务社会工作是一门利他主义的专业助人活动,是一个充满人文关怀的职业,它充分体现了人的尊严、价值和权利。

医务社会工作最基本的信念是相信每位患者都有与生俱来的价值与尊严,即把服务对象视为有尊严的个体,并承认每一个个体的存在都有其无法取代的价值,每一位服务对象都被平等地看待。

(二)人道伦理价值

人道是一种维护人性价值的道德原则,是伦理学的基本范畴。人道主义是一种提倡尊重人、关怀人、爱护人,做到以人为本、以人为中心的思想体系。

医务社会工作是人道主义和社会福利理念在医疗实践中的体现,其具体功能和价值突出表现在为患者提供以人为本的社会心理服务。医务社会工作强调"一切为患者着想,为患者的一切着想,为一切患者着想",尽可能满足患者的需要,尊重患者的生命权利和价值,提高患者的生命质量。医务社会工作人员在为患者提供服务时,不仅要关注对疾病的治疗,还要帮助患者解除同疾病相关的心理及社会问题,这些问题的应对和处理正是医务社工专业优势所在,也是医务社会工作人道伦理价值的体现。

(三)美德伦理价值

美德是道德的基本构成要素,美德伦理是伦理学理论的基本类型之一,美德伦理学将美德概念看成道德评价中的首要概念。美德伦理的核心问题是我们应该成为什么样的人,它关注人的品质,强调道德的主体性、自觉性。

道德是精神的自律,如果医务社会工作不具备良好的道德品格和美德,再完善的道德规则也不可能成为行为规范。医务社会工作的本质是一种利他主义的助人活动,一种充满人文关怀的道德实践。利他即保护患者的利益和权利,不做任何有损其利益的行为,尊重患者的隐私,对患者的信息予以保密。医务社会工作目标的确定和技巧的选择都是基于道德的考虑,合乎道德的要求。

助人自助是医务社会工作的工作理念,医务社会工作助人并非单纯的提供帮助,而是以助人为基础,以自助为宗旨。在助人过程中,充分体现以人为本的观念,自觉站在服务对象的角度考虑问题,维护其应有的权利,帮助服务对象满足基本与合理的需要。

通过提供专业的服务和支援,协助服务对象发挥内在潜能恢复自信,使受助者学会自主适应社会生活的能力。所以医务社会工作助人的过程更是对服务对象一种心灵支持的过程,医务社会工作专业助人活动体现的就是一种美德伦理价值。

(四)生命伦理价值

生命伦理学产生于 20 世纪 70 年代,是生物学、医学和伦理学交叉的边缘学科,主要研究生物医学和卫生保健领域人类行为中的道德问题。尊重生命是生命伦理学的根本宗旨,生命伦理学所有的理论和实践都是为尊重生命的道德观念服务的。

生命伦理学是从解决道德难题出发的。无论是医护人员,还是医务社会工作人员都是以保证患者的生命安全为前提的。随着医务社会工作服务领域的扩展,不可避免地要面对此类伦理问题。因此,有必要在医院和患者之间融入中间力量医务社会工作人员,由于医务社会工作人员是站在公平的立场上来做沟通和协调工作的,也许就可以避免某些悲剧的发生。

(五)健康伦理价值

健康伦理学是关于健康的伦理学,是以健康利益为主要出发点,以人的健康为本的伦理学,研究与健康有关的伦理问题和解决这些问题应遵循伦理原则和道德规范。健康伦理以健康为视角,强调个人对自我健康的责任,强调个人的自我维护、增进健康的义务,健康福利的自我参与日趋明朗。

目前,医生和护士的工作负担已经十分沉重,职业的疲惫加上工作的繁忙导致无暇顾及患者的情绪、心理和社会方面的问题,引起部分患者的不满。医务社会工作的服务内容远远超越了传统医院的医疗服务功能,充分体现了医务社会工作的健康伦理价值,使医疗服务通过社会化的工作延伸到社区和家庭,为更多的社区家庭、社区居民提供全面的人性化、社会化的卫生保健服务。

(六)正义伦理价值

正义作为一种道德法,它隐含两方面的意思:一是平等、一视同仁;二是均衡、相称。正义伦理与关怀伦理是相对应的,要说关怀伦理是高端伦理、德行伦理,那么正义伦理就是底线伦理、规范伦理。

实现社会正义是医务社会工作的基本价值。医务社会工作从社会使命看,强调"扶弱济贫"的理念,就是要帮助弱势群体解决社会问题、满足社会需求、实现社会公义、维护社会稳定、促进社会公平正义。医务社会工作追求的目标就是社会公平与社会平等,健康公平与健康平等。因此,医务社会工作始终注意医疗资源分配的公平性问题,对每一位患者都一视同仁,平等对待。

个别化是医务社会工作的价值理念之一,即把每个患者看作是唯一的、独特的个体,都有其独特的生理、心理特质,每个患者在个性、环境、价值观、信仰等方面都有差异。因此,在工作中要尊重患者的感受和需要,防止同一化、刻板化,防止用同一种方法解决所有患者的所有问题。个别化理念是对正义伦理中均衡与相称最好的诠释。

结合以上的讨论可以理解,我们完全有必要在医疗实践中通过积极发展医务社会工作,以医务社会工作的伦理价值指导医疗实践。

第三章 医务社会工作在社区服务中的应用

医务社会工作进入社区是医疗改革的一个重点目标,是我国医疗体系的重要组成部分。本章从疾病防控、临床诊疗、康复服务、精神健康、特殊患者、精准医学等方面论述了医务社会工作在社区服务中的应用,此外,还探讨了人工智能技术给医务社会工作带来的影响。

第一节 疾病防控与社会工作介入

在健康服务领域,社区服务的目标主要是满足社区居民的卫生保健需求,提高社区居民的健康水平。以医务社会工作者为桥梁,把社区居民和相关医疗服务资源连接起来,其实质就是对医疗卫生资源的开发、利用、协调和整合的过程。在社区层面,医务社会工作者的专业服务通常涉及评估社区健康需求,帮助社区居民获得公共卫生信息与资源,参与制定社区干预计划,运作、评估健康项目,参与初级预防运动(如基本健康教育、戒烟教育、艾滋病教育、毒品预防等),开展公共卫生问题的调查和研究等。

一、社会工作介入疾病预防控制的策略

全美社会工作者协会(NASW)指出,在健康照顾领域服务的医务社会工作者有责任保护居民远离健康危害,对高危行为进行早期干预,对个人和群体开展健康教育。预防和控制疾病的手段有很多,如

健康教育、行为干预、社会倡导等,其目的是促使服务对象形成有利于健康的行为和生活方式。[1]健康的行为包括合理饮食、体育锻炼、拒绝烟草和毒品、减少乙醇(酒精)摄入、压力管理等。当然,对于社会工作者来说,最具挑战性的任务是如何找到有效的办法,帮助服务对象改变对健康问题的错误认识,并促成行为修正。在已有的研究中,有学者提出了健康信仰模式、社会认知模式、改变的超理论模型等,都为医务社会工作者介入疾病预防、控制提供了有益的启示和参考。

健康信仰模式认为,如果人们感受到某种疾病的严重性和易感性、感受到某种疾病带来的威胁,或者切身体会到某种健康行为带来的益处,就会促使他们调整自己的行为。即让自己的行为朝着某种健康倡导行为转变。该理论认为,对于疾病或健康问题的感知是促进人们改变疾病行为的推动力,但来自于外部的行动提示(如健康意识教育、疾病知识介绍等)的作用也不可忽视。根据这一理论,医务社会工作者在开展疾病预防控制服务时要双管齐下,既要注重健康教育,也要让服务对象切实感受到行为转变的积极效用。

按照班杜拉的观点,人们在决定采取某些行为时,通常会对其行为结果进行预测。结果预测一般受到过去的经历、替代性经验、他人的看法、其他知识等因素的影响。在社会学习理论看来,行为的发生既受制于主体的认识和经验,也受制于外部环境因素的影响。要促使服务对象采取有利于健康的行为,仅仅在观念层面灌输健康知识是不够的,还必须强化其改变的动机(如监督行为、提供奖励等),使之具备改变行为所需要的知识、技能和资源。

超理论模型认为人的行为改变需要一个过程。该理论把行为改变分为5个阶段:①策划前阶段——没有准备改变。②策划阶段——想要改变。③准备阶段——准备改变。④行动阶段——开始改变。⑤坚持阶段——继续改变。在不同的阶段,干预策略也应当有所

---

[1]范斌. 增能与重构 医务社会工作案例研究[M]. 上海:华东理工大学出版社,2017.

差异。

针对前三个阶段,医务社会工作者可以运用的干预策略主要是:①意识提升,使服务对象意识到某些行为存在的健康风险(手段有媒体宣传、对质等)。②戏剧性缓解,使服务对象体验并表达对不健康行为的感受(手段有角色扮演、心理剧等)。③自我再评价,使服务对象思考自己的健康观和自我形象(手段有价值澄清、意象疗法等)。④环境再评价,使服务对象思考自己的行为对他人有何影响(手段有同理心训练、纪录片、家庭系统干预等)。⑤自我解放,使服务对象决定改变,并有所行动(如赋权)。

针对后两个阶段,医务社会工作者可以采取的干预措施主要包括:①建立助人关系,以协助服务对象采取行动,强化其社会支持(手段有个案会谈、家庭治疗等)。②社会学习,即学习新的有利于健康的行为,取代旧的不健康的行为(手段有放松练习、自信训练、积极的"自我谈话"等)。③突变管理,即鼓励服务对象对自己的行为改变进行奖赏,或由他人提供奖励(手段是各种公开或非公开的正向强化,如口头表扬、成效记录、发放奖品等)。④刺激控制,即减少外部环境对旧的不健康行为的刺激或诱导(如,改变服务对象原有的社会关系网络,教导服务对象学会拒绝,设置提示语或物件等)。⑤社会解放运动,即进行社会倡导、影响社会政策,使健康行为获得社会认同与鼓励。

二、突发公共卫生事件与社会工作介入

社会工作介入突发公共卫生事件通常有事前、事中、事后三种方式。

(一)事前介入

突发公共卫生事件往往会导致恐慌情绪,因为人们凭借以往经验往往难以有效应对。在这种情况下,一群不知所措的人聚集在一起,便容易形成社会安全风险。2003年"非典"疫情暴发时,很多人就因为缺乏安全感而"四处逃散",引起社会恐慌。所谓事前介入,即在公共

卫生事件发生之前,通过知识宣传、改善环境、强化监督等方式,预防公共卫生事件的发生,或降低公共卫生事件发生的可能性。事前介入的手段包括:健康教育、危机教育、政策倡导和社会行动。

健康教育的对象既包括一般民众(潜在的受害者),也包括那些可能对公众健康产生重要影响的人或社会组织。对于社会组织的健康教育,社会工作的重点是点面结合。例如,对环境污染大户,可以把企业领导作为个案工作的重点,动员其参与社区环境问题的研讨,倾听他们对环境污染治理的意见和建议,给予其充分表达困难和苦恼的机会。同时,还可以采取团体工作方法,请有关环保专家、流行病专家和法学工作者为企业负责人讲解污染后果和法律责任,强化风险意识。对于污染企业的普通员工,要加强职业道德教育,宣传污染可能导致的环境与人体损害,唤起他们对社会环境及自身健康的关注,争取其对环境污染防治工作的配合。此外,还应进行更广泛的社会动员,依靠群众监督,发现污染立即举报。

开展危机教育的目的在于提高人们防范风险的意识,训练应对危机的技巧。工作方法包括知识宣讲、角色扮演、情境模拟等。政策倡导是从宏观管理层面,呼吁政府相关部门履行职能、严格执法,切实保障民众的健康权利。采取社会行动也是社会工作事前介入的一种策略。所谓社会行动,就是把受到忽视、压迫或潜在威胁的社会群体组织起来,通过游说、谈判、游行等方式,表达他们的合理诉求、捍卫其合法权益,同时促进相关问题的解决,降低发生重大卫生事件的风险。

(二)事中介入

突发公共卫生事件的后果之一是解构人们的惯习。惯习是一种主观性的社会结构,是人们在实践中形成的,已打上个人烙印的应对机制和行动方式。突发公共卫生事件对人们既往的认知和行为模式是一种解构力量,它打破了人们的惯习,使惯习的历史连续性出现断裂。当人们不能依靠既往的惯习处理突发公共卫生事件时,他们就会感到焦虑与恐惧。在这种情况下，人们会轻信传言，甚至采取迷信手段以求自保，从而导致群体性非理性行为的出现。同时，大量非科学的、不真实的信息到处传播、扩散，也加大了危机解决的难度。基于此，在公共卫生事件发生后，社会工作者要及时介入事件处理过程，控制谣言传播，引导人们采取理性行为。

1.主动提供个案辅导服务

由于我国现阶段社会工作发展尚不成熟，社会认可度不高，加之人们仍然习惯于依靠非正式支持体系解决问题，因此，被动等待事件当事人求助是不现实的。在公共卫生事件发生后，社会工作者要主动联系当事人，或请相关人士转介服务对象。在个案辅导初期，社会工作者可以采取危机介入模式，将焦点放在情绪抚慰、建立信任关系上。在辅导中期，则应注意培养服务对象的自主能力，为其灌输希望，引导其适应已经发生的危机事件及其后果。在个案介入过程中，应遵循个别化、有目的地表达感受、有控制地感情介入、接纳、非批判等原则，将尽量缓解危机事件的消极影响作为介入目标。

2.积极开展团体工作

团体工作的优势在于，可以通过建立成员间的互信关系，使小组成员彼此依靠，进而产生团体动力。在团体中，组员可以分享自己的感受、认知和经验，可以相互支持，获得友爱。通过团体传播信息、灌输希望、练习技巧、尝试改变、净化情感，从而推动团体成员发生改变，获得成长。在突发公共卫生事件后开展团体工作，可以协助组员分享心路历程，促使组员之间互相支持，也可以在更大范围内传播科学的信息，因而有助于化解危机，取得当事人或利益相关者的配合。

3.采取社区工作方法

就突发公共卫生事件而言，采取社区工作方法也是非常适当的。社区工作的优势在于覆盖面广，资源系统多样，能及时介入居民的日常生活。实践表明，通过社区工作方法进行健康教育，消除突发事件造成的危害具有良好效果。在"非典"流行期间、禽流感暴发期间,很多社区工作者广泛开展了面向社区居民的主题教育活动,帮助人们了解疫情的传播途径,采取科学的防范措施,呼吁人们改变不良的生活习惯,提高了居民的健康意识。有的社区还组织开展了社区运动会、疫情知识竞赛等活动,使居民在轻松愉悦的氛围中学到了知识,转变了行为,为化解危机做出了积极贡献。

(三)事后介入

突发公共卫生事件的另一后果是陌生场域的出现。处于事件现场,切身感受毁坏、伤亡、混乱,往往会对事件当事人及其他相关人群产生极大的精神冲击和心理压力。尤其是事件当事人极易产生痛苦、无助、绝望情绪。他们突然处于一个不曾预见的情境中,或者需要转移到陌生的治疗场所中,其复杂纷乱的情绪可想而知。如果事件造成的后果比较严重、解决起来的难度较大,事件经历者可能在希望与绝望之间备受煎熬。如果有重要亲友在事件中丧生,他们以往建立的关系网络就会失去平衡,进而产生焦虑和绝望情绪。面对始料不及的陌生场域,人们需要及时调整心态,学习相关的知识,尝试建构新的行动机制。对于个体而言,危机事件发生后,可能会经历一段艰难的生命历程。在此情形下,如果有外力及时介入,提供支持、注入正能量,对于当事人重回生活常态无疑具有积极意义。

事后介入的焦点是协助个体或群体适应新的场域,或为事件受害者及重要关系人提供抚平创伤的温馨环境,从而将突发公共卫生事件的危害降到最低。在工作过程中,社会工作者要评估当事人的社会心理状况,厘清其面临的主要问题。除了向当事人提供情绪疏导、处理建议外,社会工作者还要将当事人的需要与问题反馈给有关机构,呼吁其妥善处理事件,弥补事件造成的后果。同时,在事件得到处理后,社会工作者仍需要提供跟进服务,因为当事人完全摆脱危机事件的阴影不是一朝一夕之事。跟进服务可以采取个案工作方法,也可组建互助小组。

三、社会工作介入健康促进

随着医学模式的转变和疾病谱的变化,医学工作的重点从治疗转为预防,从流行病防治转向了慢性病预防,社区健康促进也成了医务社会工作者的重要任务。社会工作者以社区的妇女、儿童、慢性病患者、残疾人、贫困居民等为服务对象,提供慢性病预防、健康生活促进、病友支持等多样性服务。

社区健康服务范围以开展健康教育、预防、保健、康复、计划生育技术服务和一般常见病、多发病的诊疗服务为主,即开展"六位一体"的服务,服务范围覆盖公共卫生、健康促进、生殖健康、健康照顾、医疗照顾,康复服务和社会照顾等广泛的社会服务领域。

(一)健康促进

1.健康促进的定义及任务

世界卫生组织将健康促进定义为:促使人们维护和提高他们自身健康的过程,协调人类与环境的战略,它规定个人与社会对健康各自所负的责任。

1986年在加拿大渥太华召开的第一届健康促进国际会议上公布的《渥太华宪章》提出了健康促进的五大任务,即制定健康的公共政策、创造支持性环境、强化社区行动、发展个人技能、调整卫生服务方向。

(1)制定健康的公共政策

健康的公共政策,是指所有政策领域都必须考虑到健康、和平,并对人民健康负有责任。

制定健康公共政策的主要目的是创造支持性环境使人们能够健康地生活。因此,这些政策应当使人们有选择并维护健康的权利,有利于创造一个增进健康的社会环境和自然环境。为达到这个目的,除卫生部门外,农业、贸易、教育、工业、交通等有关部门都有必要把健康作为所制定政策的一部分进行研究,并切实对此负起责任。政府对健康负责是制定健康公共政策的必要条件。制定健康的公共政策,需要国家、地区和地方的各级政府共同采取行动。地方性和全国性的健康公共政策同样重要。团体、企业、非政府组织和社区组织应当建立促进健康的联盟,共同为健康行动提供动力。

(2)创造支持性环境

要创造健康支持环境,一是改善社会生活环境,包括促进生活方式、社会规范、生活习惯、社会关系、文化传统、价值观、心理状态、工作精力、工作环境、舆论环境等因素的改善;二是改善政治生活环境,包括民主决策、将责任和资源下放、充分维护人权与和平、合理分配资源等;三是促进经济保障,包括促进健康资源的开发与利用、建立稳定的资源保障机制、提供安全适用可靠的技术等;四是充分发挥女性的作用,包括减轻女性的社会负担,强化针对女性的健康教育,发挥她们在促进健康中的作用等。创造支持性环境需要推行四个公共卫生行动策略:①部门协调,加强卫生和其他部门在健康促进工作中的支持与配合。②社会动员,特别是动员女性参与创造健康支持环境工作。③运用政策、教育等手段,使社区和个人参与创建健康环境。④在创建健康支持环境过程中,关注各部门、各类人群的利益。创造支持性环境过程必须认识健康、环境和人类发展是不可分割的,发展必须首先包含人类生命质量的提高和健康状况的改善,同时保证环境的可持续发展。

(3)强化社区行动

健康促进的目的是促进人的健康。各类人群都生活在不同的社区,所以充分发动社区的力量,挖掘社区资源,促进社区积极有效地参与健康促进工作,是健康促进极其重要的方面。强化社区行动,即促进个人、家庭、社区共同努力,改善社区居民的生活环境、工作环境、自我保健意识与能力,提高社区居民的生活质量和健康水平。这项工作具体可包括以下几方面工作：制定健康的公共政策；创造健康的支持环境；组织开展社区健康促进活动；传播健康知识、技能；调整健康服务方向。

(4)发展个人技能

个人对健康负责的前提，一是要有正确的健康观，有强烈地维护健康的意识；二是要有维护健康的知识、技能，包括正确认识维护自己健康与关注他人健康、关注健康支持环境、关注社会发展的关系；三是能有准备地对付人生各个阶段可能出现的健康问题。发展个人健康技能需要通过健康教育活动实现。社会各方面，特别是卫生部门，都要采用多种形式，开展健康教育活动，改善个人的健康意识、知识、技能、行为水平。

(5)调整卫生服务方向

1995年，世界卫生组织发表了划时代的《健康新地平线》。《健康新地平线》提出，必须将工作的重点从疾病的本身转移到导致疾病的各种危险因素及促进健康上来，必须将技术和财政资源用于保证持久改善健康状况和更好的生活质量上，而不是简单地应付眼前的需要。卫生干预必须是以人为中心、以健康为中心，而不是以疾病为中心，并且将有利于健康的工作作为人类发展的一部分。

2.以健康促进为目标的医务社会工作者

国内外健康教育与健康促进经历三个阶段。

20世纪70年代以前是以疾病为中心的医学时代，主要是以机体的功能机制为出发点，强调以疾病为中心的生物医学模式，忽视了社会的公正与平等及非卫生部门的干预作用，忽视了群众对自己的生活和健康的作用，使社区开发的作用受到限制。

20世纪70年代早期开始引入改善行为（或生活方式）的工作方式，提出生活方式即行为危险因素的观点，使医学理论与教育、行为、社会市场和政策等理论交叉，大大地拓宽了健康教育的领域，超越了生物医学的范畴。

20世纪80年代后,人们认识到行为和生活方式的改善很大程度上受到社会与自然环境因素的制约,强调以促进健康为中心、以人类为中心。政府对人民健康负有责任,这种责任只能通过采取适当的卫生和其他社会措施来实现。整个国家,而不单是卫生部门承担义务,以促进健康为中心、以人类为中心是实现人人健康所必不可少的。这一阶段的变化,给予了社会工作者更为宽广的工作空间,社会工作者的服务从个人服务转向群体健康的促进。

(二)病友自助组织建设

病友团体是社区健康促进的主要手段。病友团体类型多样,可根据病种、活动载体、活动类型等标准进行区分。从团体支持要素上可将病友团体分成教育模式与互助模式。

1.教育模式

教育模式是从传统健康宣教中发展而来的,但区别于传统健康宣教。传统健康宣教单纯以医学知识的讲授为主,信息往往是由医护人员到患者的单向流动,较少关注病友的个别化问题和生活化问题,不关注心理、家庭等非生理问题。而教育模式是以知识教育为载体,关注病友在实际生活中的身心问题,注重交流互动,营造积极氛围,旨在为病友的生活建立开放的专业支持系统。医护人员不是以疾病治疗者的身份出现,而是作为康复的支持者,为病友答疑解惑,增强信心。

教育模式对病友主要以知识教育为主要目标,以便促进病友自我管理。社会工作者运用团体方法帮助病友学习与自己疾病相关的各类医学知识,增加病友生活中治疗、保健的知识和技能,从而提升病友自我管理能力和康复信心。目前,医院内的病友团体采用的主要是这种形式,如派发宣传册,提高病友对疾病的认知;开展讲座进行新疗法的介绍,提高病友康复信心;通过集中上课、个别辅导、示范表演等方式进行饮食、运动指导,纠正病友不健康的生活方式等。

教育模式延续的是传统治疗理念,关注问题的改变。与治疗阶段关注治疗生理问题不同,教育模式主要关注病友在预后康复期间行为问题的处理,如膳食、用药、运动、就诊等具体行为。病友团体活动设计多是以行为主义理念为导向,以科学的方法原理和结构化行为强化程序为基础,目标集中在工具性指标上,即具体行为的改变,其目标是明确的、清晰的、可测量的。团体每次活动都会有明确的主题及流程控制,活动设计是结构化和严谨的。通过社会学习与行为训练等方法,可以提高病友控制自身行为及问题处理的能力。教育模式将病友的行为重建过程看作是再教育的过程,通过教育让病友对自身的不良行为进行觉察和了解,从而建立新的行动规范。社会工作者在教育模式中,应将医护人员作为知识的最主要来源,社会工作者是组织者、管理者、设计者、教育者、支持者,是团体的领导及核心,在团体中拥有绝对的权威。

2.互助模式

互助模式以建立病友间相互支持为主要目标,以促进病友自我管理。在互助模式下,社会工作者组织病友间通过个人经验分享、感情交流、支持鼓励等方法在团体中形成互助,通过互助获得知识与自信,共同面对相似的疾病与处境。这种模式目前是网络病友团体和非正式病友团体的主要运作模式,人际交流是互动的主要内容,病友通过个人情绪宣泄,寻求共鸣,相互鼓励安慰以找到归属感并在相互依存中得到情感满足。

互助模式中还有一种特别的形式,即病友自助。病友自助即是由病友或家属自行管理团体,而不依靠医护人员。在病友间选拔领导者,自主管理团体成员,制定团体活动主题,寻找专业支持等。自助团体可以由社会工作者通过寻找积极性病友,达成共识,协助管理等方法推动产生,也可以由病友自发组织而成。互助与自助从本质上都是以病友间支持为主,不同的仅是社会工作者对于团体管理介入程度的不同。

互助模式是以20世纪90年代的系统论、场域理论等互动理论为基础。互助模式的理念中并不是单纯将病友看作是有问题的个人，而是将病友看作一个有生理、心理和社会的多重需要的人。因此互助模式中关注的并非具体的行为，而是关注个人与环境的互动，强调病友与团体中其他病友的关系建设、相互交流与支持。在互助模式中病友的问题行为被视为扎根在生命历程、生活环境中个人感知、行动和思考的"惯习"，个人的"惯习"需要与环境互动才能打破固有的模式。因此互助模式主要工作集中在病友间积极、开放的场域营造，通过病友"惯习"与场域的互动，促进病友将团体内其他病友作为自己解决问题、建立信心的资源，建立新的健康行为。互助模式集中在情感性目标，活动设计注重关系的建设，以增进互动及体验为主，话题开放性较强，结构松散，没有具体的、操作性的目标。

互助模式中每个病友都是团体中他人的信息来源，病友与病友、病友与医护人员间的地位是平等的，只存在资源多寡的区别。社会工作者及医护人员在团体中不是唯一的知识来源，而成为资源网络中的一个拥有较多专业知识的资源点。社会工作者更多只是召集者的角色，活动话题由病友自行讨论展开，在自助团体中这一特征更加明显。互助模式中社会工作者及医护人员的知识权威会受到挑战。现实团体中病友康复效果的差异，使病友带着质疑有选择的理解和运用医生所提出的知识。团体中康复较好的"榜样"病友因提供了更具操作化的经验和良好效果验证，有时比具有抽象医学知识的医护人员更易成为病友学习的对象。

3.模式运用

研究表明，这两种模式对病友实际健康状况都有明显改善并有统计学意义。在实际运用中我们可以从知识技术获取和信念态度形成两个方面比较这两种模式各自的优势，从而根据不同的情况选择合适的方法进行运用。

（1）知识技术获取

我们从知识的可靠性、技巧的操作性和知识的易得性三方面进行比较。从知识可靠性而言，由医护人员主导的教育模式更具优势，而互助模式中病友传递的信息良莠不齐。特别是在网络的病友团体中，许多不正规的医药推销混杂其中，没有专业人士的把关，病友自身又难以识别，知识可靠度较低。但许多病友对病友分享的经验乐于尝试，一是受到前面所说的"真实榜样"的影响，二是互助团体中病友分享的技巧较专业的医学知识更易学习掌握。从技术操作性而言，以糖尿病患者的卡路里控制为例，在教育模式中医护人员一般介绍食物的交换分法，虽然比卡路里计算易掌握，但病友对于在实际生活中如何安排食谱仍有困难。在互助模式中病友在饮食控制上更多的是交流食材购买、烹饪处理、菜色搭配等具体的实用经验，这类经验更易模仿学习。从知识易得性来看，相较教育模式中医护人员是唯一信息来源且不易联系，互助模式中病友较易向他人求助，易得到相对及时的帮助，特别是网络的便利性使得越来越多的病友参与到网络互动中。

（2）信息态度形成

根据健康行为促进"知信行"理论，患者健康行为的形成，知识是基础，信念和态度是改变动力。以上两种模式在心理层面的作用效果不尽相同。教育模式中患者受医护人员的态度与情绪的影响较大，医护人员对病症控制的信心与专业是病友获得行动信念的唯一途径。由于教育模式中工具性沟通较多，医护人员与患者非直接沟通，对心理层面的直接影响有限。互助模式中病友在积极的互动环境中，情绪、信念、态度受病友影响较大。身边榜样的病情好转对病友有明显的示范意义，可以降低病友对疾病的恐惧感，提高改变的信心，并营造积极的改变情境。但互助模式中负面心理因素的影响也是明显的，团体中病友病情的恶化对整个团体的情绪及态度的影响巨大。由于缺乏专业人员的引导,这种负面影响对个别病友的信念是毁灭性的,这类状况在癌症、白血病等重大疾病的病友团体中尤其突出。

第二节　临床诊疗与社会工作介入

在医疗机构中提供社会服务是医务社会工作最核心、最重要的部分。由于处于疾病状态的个体所承受的身体病痛与心理煎熬比疾病发生前或发生后更加严重,因而个体对身体康复、心理疏导、生活照顾等方面的需要会更加迫切。疾病治疗中的社会工作服务通常是在医疗机构内展开的,而医院是医疗机构的主体。因此,本节主要探讨临床诊疗中的社会工作介入问题。

一、患者的问题和需要

了解患者遇到的问题,评估患者的需要,是开展医务社会工作服务的前提。普通患者通常缺乏对疾病的了解,缺乏身体护理知识。在医疗机构中,患者因疾病产生的躯体、心理、社会问题是比较复杂的。例如,因担心病情而情绪低落,因经济困难而拒绝手术治疗,因信息不对称而质疑医方甚至出现医患冲突等。患者的实际需要是获得疾病防治知识,得到医护人员的尊重和关爱,希望医院的住宿条件良好、生活设施方便,希望能够得到家人的关爱和照料等。总结起来,患者的需要大致可以分为三类:生理功能康复的需要、心理功能强化的需要、社会功能维持的需要。

(一)生理功能的康复

在这方面,患者通常面临的困扰是缺乏对疾病的了解,缺乏身体护理知识,疾病导致功能受损或肢体残障等。因此,他们需要医院提供健康教育,教导护理技能,提供康复训练,得到医护人员的关爱和支持。

(二)心理功能的强化

在此方面,患者通常遇到的问题包括:不能接受疾病的发生及其后果,情绪低落,缺乏沟通技巧,家庭关系紧张,人际关系不良等。患者需要医疗机构提供个别辅导、病友互助、提高交往能力等服务。

(三)社会功能的维持

在此方面,患者通常面临的困扰包括:就业被迫中断或就业困难,医疗支出导致经济压力大,因患病遭遇社会歧视或排斥,社会资本瓦解等。因此,他们需要医院社会工作者提供就业辅导或就业咨询,帮助申请医疗救助或患者基金,开展志愿服务,协助重建社会支持网络等专业服务,以尽可能维持自己的社会功能,防范社会功能衰退。

二、门诊患者的医务社会工作服务

门诊工作是保证医疗质量的第一个关键环节。对于症状明确、病情能够即时处理的患者,医生往往通过开处方药、注射针剂、处理外伤等手段加以处置。如果医生认为患者应做深入检查、全面治疗,通常会建议患者住院。虽然医院社会工作者的服务对象往往以疑难杂症患者、重症患者、社会支持脆弱的患者、不配合诊疗的患者、心理负担较重的患者等为重点,但是在门诊中,医务社会工作者也可以根据患者的具体情况开展以下各种服务活动。

(一)预约及导医服务

对于有特殊需要的患者,医务社会工作者可以帮助其预约特别门诊。对于普通门诊患者,医务社会工作者可以为其提供信息服务,如介绍就诊流程、科室分布、坐诊专家等。对于存在语言障碍、行动不便、无人陪同的患者,医务社会工作者应多予协助,如陪同就医、协助取药等。

(二)情绪安抚

对于情绪紧张的患者或患者家属,医务社会工作者可以针对导致其紧张的原因,提供简短的心理辅导。例如解释病症、介绍案例、分享经验等,以使其放松情绪。

(三)为急诊患者提供支持

如协助医生护士及时开展救治工作,安抚患者及其家人的情绪,指导患者家人办理就诊手续等。如果患者需要住院,可向其介绍入院程序、入院期间的手续、医疗服务和生活服务情况。

(四)健康教育活动

门诊患者人数多,流动性大,停留时间短暂,且人群复杂,个人的情况和需求各异,因此,门诊健康教育要抓住门诊就医过程中的主要环节,针对患者遇到的一些带有共性的问题,简明扼要地实施教育活动。门诊健康教育可以采取布置宣传栏、设计黑板报、印刷宣传标语牌、发放卫生科普读物、在候诊区播放视频等方式进行。

三、住院患者的医务社会工作服务

为了帮助患者恢复健康,在患者住进医院后,一般会由一个医疗团队共同提供专业服务。该团队成员包括主任医师、主治医师、住院(床位)医师和责任护士、医务社会工作者等。在团队中,主任医师往往具有高级职称,是业务骨干,其要对团队工作进行指导、监督和管理。主治医师一般具有中级职称,其带领住院医师一道工作,具体负责病房和患者,每天要按时查房,接受主任医师的指导。责任护士主要对患者提供身体护理、生活照料、体征监测等服务。随着医务社会工作的发展,医务社会工作者也被视为医疗团队的一员,其主要负责患者的社会服务,包括以下几项。

(一)评估患者的心理及社会状况

患者住院后,医务社会工作者应当到病房了解情况、认识患者。这时,社会工作者要做的一项工作就是了解患者的生活史、家庭情况、社会支持状况、心理状态等,并进行记录。对于情绪不良的患者,社会工作者可通过评估量表进行判断。在医务社会工作比较发达的国家,患者的社会功能、心理状况评估情况是住院病历的构成部分。医疗团队在制定治疗计划时,应当查阅医务社会工作者的评估资料。

(二)参与病房巡查,协助完成医疗计划

在患者住院期间,社会工作者也要参与病房巡查,以便及时了解评估患者的心理状况、社会支持问题与需要,并将相关信息提供给医护人员,协助团队完成治疗计划。

(三)协助患者适应住院生活,并积极配合治疗

社会工作者要关心患者,对其提供情绪抚慰,指导家人照顾患者,协助其适应住院生活。对于治疗计划,社会工作者可根据患者的实际需要,进行解释和说明工作,帮助患者知晓治疗团队的意图和安排,放下思想包袱。同时,社会工作者也要把患者的困惑与担忧告知主治医师,提醒医生关注患者的心理需要和合理需求。

(四)协助解决实际困难,提高患者的生活质量

在患者住院期间,社会工作者要根据患者及其家人的需要提供相应的服务。例如,进行情绪疏导、协助筹措住院费用、指导家属护理患者、为患者提供心理支持等。社会工作部还可以发掘社会力量参与服务,如发动志愿者探望住院患者,提供陪护、照看、聊天等工具性协助,以提高患者的生活质量。

(五)开展健康教育,提升患者的健康意识

科学认识疾病、掌握康复训练和保健护理知识,也是患者及其家人的服务需要。医务社会工作可以根据各科室服务内容以及对患者、家属的调查,了解患者的健康教育需要,组织编写知识手册,或邀请医护人员举办讲座、答疑解惑,提升患者的健康意识,指导其采取健康的生活方式。

在医院内开展社会工作服务,通常以个案辅导、小组工作为主要手段。个案辅导与小组活动既可以面向患者,又可以面向患者家属。服务目标是解决患者因疾病产生的心理及社会问题。服务内容以情绪疏解、信息咨询、健康教育、经验分享、建构支持网络等最为常见。

四、出院计划与医务社会工作介入

一般说来,经过短期治疗,患者的症状会有所改善,但要完全恢复健康,往往还需要一段时间。由于医疗资源有限,医院通常会在患者的症状缓解以后,敦促其办理出院手续,回到家中或社区休养康复。对于患者而言,出院以后的饮食禁忌、保健护理、康复训练等问题通常是其关注的。他们需要医护人员给予明确的指导,或帮助联结相关社会资源。

出院计划不同于一般意义上的出院指导,因为它的内容更具体、目的更明确、服务更系统。出院计划不仅要对患者的饮食、服药及生活方式等做出指导,还要确定患者出院后可以获得的后续服务,说明出院以后可以使用的服务资源。研究证实,妥善制订出院计划,体现了对患者的尊重,保障了医疗服务的连续性,有利于医院和社区医疗资源的有效利用,并且比较切合患者及其家庭的实际需要。在美国,出院计划已成为医院评定的标准之一,参与出院计划的制订被视为患者的一项基本权利。

医务社会工作者是出院计划服务团队的重要成员,其在制订服务计划中也扮演着多种角色,主要是:①评估者。社会工作者要参与出院评估,对患者的生理康复情况、心理及情绪状况等做出评判,了解患者对于出院的想法及家庭情况等。②倡导者。倡导参与出院计划制订的人员关注患者,为患者着想,为患者提供适当的后续照护计划。③教育者。对患者进行出院后自我照顾知识与技巧的教育,给家庭成员关于居家照护措施、技巧、医疗辅助设备的使用、获得必要社区资源等方面的教育。④转介者。在患者办理出院手续后,按照出院计划,将患者转介给相关康复机构、志愿组织等。

第三节　康复服务与社会工作介入

随着医学的发展和科学的进步,通过医疗、工程、心理、社会及其他手段,帮助伤、病、残者恢复功能、发展能力已成为现实。康复社会工作就是其中的一种手段。所谓康复社会工作,就是把社会工作的原理、方法和技巧运用到康复工作中,协助服务对象恢复功能,并促进其适应社会的过程。康复社会工作的对象包括出院后需要后续治疗的患者、躯体功能受损人群、精神疾病患者等。也可以说,康复社会工作的服务对象主要是残疾人。康复社会工作的目标是运用专业知识帮助残疾人这一特殊的社会群体,使其功能丧失得到控制,防止残疾导致损伤,最大限度地提高残疾人的生理功能,增进残障者对于困难情境的自我处理和自我照顾能力。同时,康复社会工作还要提高残疾人的人力资本、职业技能、社会适应能力,协助残疾人融入社会,实现自我价值并对社会有所贡献。

一、社区康复与社会工作介入

(一)社区康复工作的发展

20世纪80年代,社区康复的理念和方法被引入国内。为了帮助残疾人康复,1986年卫生部(今卫计委)在广东、山东、吉林等省开展了社区康复试点工作。1988年,残疾人康复工作被列入国家发展规划。步入21世纪后,残疾人社区康复工作迈入新的发展阶段。社区康复被摆到更加突出的位置,被纳入社区建设规划,并逐渐融入卫生服务、社区服务和特殊教育等部门的业务中。[1]2002年,第三次全国残疾人康复工作会议确定了到2015年残疾人"人人享有康复服务"的宏伟目标,并指出社区康复是实现这一目标的基础和关键。2008年,中共中央、国

---

[1]沈孟捷.本土医务社会工作实施路径研究[D].南昌:南昌大学,2013.

务院印发了《关于促进残疾人事业发展的意见》,要求"大力开展社区康复,推进康复进社区、服务到家庭"。此后,各地相继开展了社区康复体系建设、康复设施购置、康复人员培训等工作。2010年,国务院办公厅转发中国残联、民政部等部门制定的《关于加快推进残疾人社会保障体系和服务体系建设的指导意见》,要求进一步完善社会化康复服务网络,大力开展社区康复。2012年,全国残疾人康复工作办公室发出《关于印发〈社区康复"十二五"实施方案〉实施办法的通知》,要求健全社会化社区康复工作体系,完善技术指导网络和服务网络。可见,社区康复工作正呈现出良好的发展势头。

(二)社区康复工作的实施

1.建立社区康复领导机构推动社区康复工作

推动社区康复工作需要有一个多部门参与的领导机构——社区康复领导小组。一般来说,区、县社区康复领导小组组长由主管民政或卫生工作的副区(县)长担任,成员包括民政、卫生、教育、体育、残联等部门的负责人。乡(镇)街道社区康复领导小组的组长由乡(镇)长或街道办主任担任,组员由乡(镇)或街道卫生、民政、残联干事、卫生院院长及残疾人代表组成。村(社区居委会)的社区康复领导小组由村委会(社区居委会)主任负责,组员包括村卫生室(社区卫生服务中心)负责人、残疾人家属、志愿者。这样的组织体系有利于统筹管理及综合协调社区康复工作。

在这一组织体系中,民政部门要为社区残疾人提供康复服务场所,制定优惠政策,对贫困残疾人进行经济救助。卫生部门要为残疾人直接提供医疗康复服务,普及康复知识,开展健康教育,指导社区内的康复服务及残疾人开展自我康复训练,还要做好残疾预防工作。教育部门要兴办特殊教育事业,千方百计地提高残疾人的科学文化水平。残联要制订并协调实施社区康复工作计划,提供直接服务或转介服务,指导残联康复机构建设,普及康复知识。劳动部门要建立职业培训机构,为残疾人提供培训和就业机会,促进残疾人职业康复。财政部门要尽力承担必要的财政责任。其他各部门要积极配合社区康复工作,在社区开展适合残疾人特点的多种形式的文化、体育、娱乐及社会服务活动,为残疾人的全面康复创造良好的社会环境。

2.挖掘社区康复资源

生物医学模式往往将躯体康复作为回归社会的前提,因而通常将康复视为个人及其家庭的责任。现代医学模式强调人与社会的关系,将康复的责任扩展至社会,强调以社区为基础,通过各种资源的配合,促进残疾人康复。开展社区康复,需要挖掘社区里已经存在的或潜在的资源,包括:①人力资源。社区康复人力资源包括行政管理人员、专业技术人员、康复协调员、基层康复员、教师、志愿者、残疾人家属及其亲友等,这些人都是社区康复的人力资源。②财力资源。社区康复资金一方面可以由上级政府下拨给社区作为康复专款,另一方面可以通过社区康复工作人员的努力向当地社区企事业单位募集资金,或发动社区群众为残疾人献爱心。③物质资源。充分利用社区内的医院、学校、媒体、网络等资源,为社区康复工作的开展提供帮助。

3.推进社区康复工作的开展

卫计委、民政部等部门对于社区康复主要工作内容做出了要求:①组织开展辖区康复需求和资源调查,掌握辖区内伤、病、残疾人基本情况和康复需求情况及康复资源情况,建立社区伤、病、残疾人基本数据档案,并实施动态管理。②对辖区内有康复需求的伤、病、残疾人,建立康复档案,进行功能评估,制订康复计划,实施康复治疗和功能训练。③开展家庭康复训练指导工作,对残疾人及亲友开展康复知识培训和指导。④对于在辖区卫生服务机构无法满足的康复需求,向设有康复科的上级综合医院或康复服务机构进行转诊。⑤利用各种方式宣传康复和残疾预防知识,动员社会力量参与社区康复服务。⑥组织本辖区残疾人参与各种社会活动,提高他们的参与意识和参与能力。

⑦举办社区康复知识讲座，开展适合残疾人的各类文体活动，以提高残疾人的身心健康水平。⑧定期走访辖区内的各类残疾人，关心他们的生活，为残疾人排忧解难。⑨根据残疾人康复训练的实际情况，对康复训练有显著成效的个人，进行宣传推广，进一步推动辖区残疾人康复训练事业的发展。

4. 规范管理社区康复经费

按照规定，中央财政拨付的资金主要用于组织协调、摸底筛查、扶持社区康复示范站建设、规范工作标准等方面。地方财政应当根据各地实际，按不低于中央财政补贴标准投入相应的配套经费。社区康复经费的总体规模、支出结构直接关系残疾人的福祉，因而需要严格管理。社区康复经费管理大致包括经费预算（严格编制财务预算）、经费来源（努力拓宽筹资渠道）、经费开支（厉行节约、开支合法、合理）等方面。

5. 加强社区康复宣传工作

通过生动活泼、富有实效的宣传（如电视、电影、录像、广播、杂志、报纸、宣传手册、展览、文艺节目、网络等），提高社区政府领导、社区群众及伤、病、残者本人及其家属与亲友的康复意识，促进他们理解、参与和支持社区康复工作。

（三）社会工作介入社区康复

要做好社区康复工作，除了政府的推动与政策的规划，还需要找到合适的执行方法与策略。

1. 综合运用社会工作方法

个案工作、小组工作、社区工作是社会服务中常用的方法，但每种方法既有优势也有局限，综合运用各种方法是现代社会工作发展的基本趋势。事实上，在实务工作中，社会工作者通常要根据服务对象的具体情况选择适当的工作方法，一般会以某种方法为主，以其他方法为辅。就康复服务而言，如果服务对象遇到的主要是心理、情绪、认知等方面的问题,社会工作者可以采取个案工作方式,协助服务对象面对现实,改变一些非理性的看法。个案工作的要点在于触动、影响服务对象,使其能够突破困扰,增强改变自我的动机和能力。如果多个服务对象面临相似的问题,则较宜采取小组工作方法。小组工作的要点是借助于团体活动形成的动力,影响小组成员的认知和行为,促进其做出改变或放下思想包袱。如果解决服务对象的问题需要调集外部资源,改变服务对象所处的环境,则较宜采取社区工作方法。社区工作方法的要点是整合社区人、财、物资源,为服务对象提供支持。

当然,就康复社会工作而言,宏观层面的社会工作方法也是不可缺少的,例如,社会工作行政、社会工作研究等。社会工作行政的要点是通过执行政府有关政策、加强康复机构管理等,使康复对象能够间接受益。社会行政是一个双向的过程,其既强调通过落实各级政府有关残疾人工作的政策文件,改善残疾人的处境、保障残疾人的权益、促进残疾人的全面康复,也强调通过效率与效果评估,对政策制定产生影响。事实上,残疾人问题的解决往往更需要着眼于社会政策及其执行层面,此外,针对康复服务中遇到的相关问题进行研究,分析残疾人康复面临的困难,呼吁社会尊重、关爱残疾人,倡导社会政策变革等,都有助于康复对象生活得更加有尊严、有质量。

2.综合运用多种介入策略

残疾人面临的困难通常是多重的,如身体功能的恢复、心理压力的疏解、社会功能的维持等。世界卫生组织提出全面康复,旨在从多个层面协助残疾人突破困境,使其拥有和其他人一样的生活世界。面向残疾人提供服务,通常采取综合性的介入策略。即一方面要增强个人对环境的适应能力,另一方面也要增加社会和物理环境对个人需要的回应能力。在实务工作中,直接干预策略通常包括引导服务对象转变看法,引导服务对象采取行动,协助其寻找、使用支持资源等。间接介入策略通常包括发掘、运用社区资源,改变服务对象所处的环境,改变组织、机构的政策、工作程序、工作方式等。总之,在社区康复服务中,社会工作者应当根据服务对象的具体情况设计服务计划,并要想方设法扩充服务对象的资源网络。

二、医务社会工作介入机构康复

在机构康复的工作中,社会工作同样能起到很关键的作用。

(一)参与康复服务团队的工作康复医疗

工作康复医疗是由多种康复专业人员组成的服务,常采用"多专业联合作战"的方式,共同组成康复治疗组。组长为康复医师,成员包括物理治疗师、作业治疗师、言语治疗师、心理治疗师、文体治疗师、职业咨询师、社会工作者等。在服务团队中,社会工作者的服务内容侧重于提供信息,例如,了解康复患者的基本情况,对患者的心理状况、社会功能进行评估,以使服务团队能够全面了解患者的问题和需要,制定更符合患者实际情况的康复治疗方案。

(二)解决患者康复治疗期间遇到的问题

20世纪70年代以来,随着现代医学模式的传播,人们逐渐认识到,疾病的治疗离不开社会因素,只救命不救人的医疗服务是有缺陷的。在这一背景下,为患者提供心理干预、社会服务开始受到重视。当然,解决患者在就诊期间遇到的心理问题、经济问题、照料问题,不是医生的职责,而是医务社会工作者的职责。在实务工作中,社会工作者应分析患者回归社会需要解决的问题,通过寻找资源、联接资源、充实能力,帮助患者摆脱困扰,从而尽快回归到正常的生活状态中。

(三)提供政策咨询

在现代社会,除了疾病可能导致躯体功能受损外,职业活动、交通事故、突发灾害等均可能导致功能残损。对于患者而言,既要进行治疗和康复,还要参与事件调查、事故认定及处理等,其承受的压力可想而知。因此,社会工作者需要掌握有关政策知识、法律知识,了解社支持资源的分布情况,能够为患者提供信息及政策咨询服务,指导患者表达诉求、寻求帮助,或者拿起法律武器维护自己的正当权益。

(四)在机构内进行健康教育

社会工作者在康复机构内开展健康教育的方式主要有:①提供健康教育信息服务,如发放健康教育折页、健康教育处方和健康手册,播放多媒体视听传播资料。②在候诊处、输液厅等患者集中区域,设置健康教育宣传栏。③开展康复知识咨询活动,利用各种健康主题日或针对重点健康问题,开展健康咨询活动。④举办健康知识讲座,提高听众的健康意识,引导患者及其家人学习、掌握必要的康复知识和康复技能。

(五)为患者制订后续康复计划

对于即将办理出院手续,需要返回家庭、社区继续康复的患者,或者需要转介给其他服务机构的患者,社会工作者应当根据患者的实际需要和当事人筛选结果,为相关患者制订后续康复计划,以使机构康复的效果得以维持,使患者获得连续性的照护服务。在出院计划中,社会工作者应当提供相关资源的分布情况、服务内容、联系方式等。如果服务对象有需要,社会工作者应当协助其与后续资源系统取得联系,并在患者出院后进行随访。

(六)对相关问题进行调查研究

政策除了开展个案工作、小组工作等直接服务外,社会工作者还要善于运用社会工作研究、社会工作倡导等间接服务方法。毕竟,中国有数量庞大的社会弱势群体,他们的生存、发展面临的问题极其复杂,而且很多问题的解决都依赖于政策制度的完善。开展社会工作研究,能够深入探查一些重要的、有共性的问题,促进观念变化,形成解决思路和方案,并使社会政策朝着有利于服务对象的方向发展。

第四节　精神健康与社会工作介入

精神健康社会工作也称精神医疗社会工作、精神病理社会工作、精神卫生社会工作。它是社会工作的传统实务领域,也是临床社会工作的重要一环。传统的精神病理社会工作主要是指儿童心理辅导诊所和精神病医院的个案工作实施,所以早期又称为精神病理个案工作。近年来,随着专业社会工作的发展,社会工作者在各种心理卫生服务中崭露头角,并且不限于个案工作方法的运用。团体工作、社区工作,以及行政和咨询等社会工作专业方法被广泛运用于精神健康社会工作中。

一、精神健康社会工作的内容

(一)社会工作者在精神健康服务中的任务

1.认识当事人、建立关系

与当事人接触并建立良好的专业关系,是社会工作者提供专业服务的前提。助人关系的本质是社会工作者运用专业知识,提高当事人对日常生活经验的反应能力。在心理卫生机构就职的社会工作者应当掌握与当事人有关的知识、服务有关的知识。前者包括当事人的日常生活状况、影响其日常功能的因素、当事人的个人目标及优缺点等。后者包括人际关系知识、治疗程序与技术等。社工在服务中,应当注重当事人对日常生活(尤其是人际关系)产生的认知、情绪以及行为反应,应该采用结构性较强的人际互动模式,使当事人能够在治疗过程中积累互动经验。

社会工作者与当事人之间的专业关系是服务的关键要素。对于当事人来说,最尴尬、最纠结的问题是把个人的困扰与感受呈现在陌生人面前。因此,社会工作者必须是一位值得信赖的、可靠的人。在服务中,社会工作者的主要工具就是他的知识、技巧和人格。当与当事人的沟通涉及敏感话题时,社会工作者要尊重和维护当事人的隐私权,以同理心对待当事人所说的事情。当事人具有个体差异性,且当事人在不同情境下会产生不同的情绪反应,因此,社会工作者对当事人所做的反应要有弹性、有针对性。[①]

2.认识自己、造福当事人

有经验的社会工作者往往能够区分生活中的自己与专业中的自己。在服务过程中,能够展现出训练有素、经验丰富、冷静从容的一面,从而赢得当事人的认可。当然,专业自我的形成是长期历练的结果,社会工作者要经常内省,反思自己的情绪与行为方式,以提高专业素养,培养对他人的觉察能力。此外,社会工作者还要注重沟通技巧的训练,以改善沟通效果。认识自己是造福当事人的基础,因为有经验的社会工作者能够指引当事人前行,为当事人提供适当的服务。在精神健康领域,表现成熟的社会工作者更能够使当事人产生信赖感,从而配合工作者的安排。

3.评估当事人及其问题

评估贯穿于服务的全过程。评估要依据的基本资料包括:①当事人问题的客观事实,即什么情况促使当事人找到社会工作者寻求帮助。②当事人的问题对当事人有什么意义。③当事人对他的问题有什么看法。④当事人的问题有什么样的背景,是如何开始的。⑤当事人的问题如何影响到当事人的功能。⑥当事人曾尝试过何种方式来解决他的问题,有什么结果。社会工作者应当在两个层次上进行评估,一是当事人的问题的实质及其所隐含的要素,二是对当事人的外表、沟通方法(包括语言的和非语言的),他对问题、环境及与社会工作者互动所作出的反应等的分析。

---

①吴丽月,李旭. 精神健康社会工作实务中的挑战与对策[J]. 社会福利(理论版),2018(12):37-39,43.

4.制订、实施服务计划

基于对当事人及其问题所作出的评估,社会工作者为当事人制订干预计划。在制订计划时,社会工作者要考虑所能运用的资源以及在治疗过程中会出现的障碍。社会工作者与当事人要达成清楚的目标,社会工作者也要明白他所用的方法适用于哪一类当事人。服务计划应当是具体的、可操作的,对于各类资源要详细列出并提供连接方式。服务内容应当瞄准计划目标,并且要与当事人的特点相适应。计划也要考虑到执行过程中可能遇到的阻碍,提前做好防范措施。对于精神疾病患者的干预,通常需要采取医疗的、心理的、社会的等多种手段,需要以团队合作的方式供给服务,社会工作者主要提供社会功能方面的专业服务。

(二)精神健康社会服务机构的功能

社会工作者开展精神健康服务,常受到其所处机构的影响。有数个因素会改变社会工作的影响程度,也会影响社会工作者的服务方向,例如机构是否提供居住,是否提供24小时的照顾或门诊设备,机构资源是来自政府、社区还是私人提供,在机构中社会工作是主要专业还是次要专业,社会工作者在对当事人负责的同时是否也对机构负有责任。一般说来,机构给予社会工作者的支持主要是专业督导、同事支持、积累的专业知识,以及机构所提供的程序指导等。这些支持可以提高社会工作者的服务效率、增加机构的利益、降低精神健康机构被批评的可能性。

1.机构中的精神健康社会工作

在现阶段,提供精神健康服务的机构呈现多样化的特点。虽然它们在性质上有很大差别,但所具有的缺点却十分相似,如严重的依赖环境治疗、对病患关注不够、专业人员人手紧张、偏重于医疗模式等。近年来,一些机构开始把社会工作的理论与方法运用到服务中,取得了较好效果。例如,社会工作者使用行为修正技术,帮助患者掌握生活技能,促进患者回归常态化的生活。在工作中,社会工作者可以了解当事人住院的原因,所期待的改变以及机构所能提供的资源等,这些对于治疗团队制定服务计划很有帮助。

如果当事人在治疗过程中被允许回家探视,社会工作者应注重评估当事人在家的表现,包括积极的和消极的表现,以便为后续服务提供参考。当当事人出院与家人重聚时,社会工作者应帮助当事人为其未来的生活做打算,包括与当事人的家属会谈、联络当事人可能需要的社区资源(教育、训练、就业机会)、出院跟踪服务、出院后的康复训练等。当然,在大型机构中,床位往往很紧张。社会工作者要提供服务的当事人的数量很大,导致社会工作者工作负荷较重。社会工作者们常常面临着大量有待整理的病历资料,加之机构政策的限制、机构以医疗模式为主,所以社会工作者的地位往往偏低。即便如此,社会工作者也要想办法挖掘资源,积极尝试改变当事人所处的环境,运用个案、团体、家庭治疗等方法为当事人提供专业服务。

2.门诊中的精神健康社会工作

大部分对个人提供的精神健康服务都来自于门诊,例如心理诊所。我国的心理咨询专业化起步晚、发展历程短,心理健康方面的诊所数量少,大部分人员的专业化程度低。随着社会工作的发展,社会工作者已经逐步开展精神健康社会工作的服务,精神健康社会工作者提供的服务包括心理咨询、心理治疗、心理支持,将当事人与社区的其他资源相结合,以及对当事人接触的其他有困难的人提供调适服务。门诊中当事人的来源很广泛,包括从精神病医院出院后接受康复服务的人、以门诊治疗维持社区功能的精神疾病患者、依赖乙醇(酒精)或药物的人、神经官能症患者、由法院转入的犯人、在学校有适应问题或其他行为问题的儿童与青少年、有人际关系冲突的家庭成员,以及对生命危机有适应困难的人等。

在门诊部时,社会工作者所收集到的当事人资料往往十分有限,社会工作者无法控制当事人与其他各方面之间的关系,这使得社会工作者无法辨识当事人所说的生活的真实性,也不能与其他已经了解当事人的专业人员共同做评估和治疗计划。社会工作者在门诊工作时,通常要参加督导会议,督导对社会工作者十分重要,它不只是社会工作者和行政部门之间的桥梁,也是社会工作者发展知识和技术的重要资源。

3.部分留院服务中的精神健康社会工作

部分留院服务是指当事人每天在机构接受数小时的服务外,又在家庭和工作上照常从事一些活动。此类机构目前以日间治疗照顾和儿童青少年活动中心为主。日间留院是指当事人在夜间与家人一起度过,而白天在机构接受数小时的治疗。这些治疗包括休闲娱乐、技能训练、个人辅导、团体活动等。夜间留院则是晚上留院接受治疗,而白天则继续工作或上学。日间照料中心提供的服务比较灵活,具备门诊机构和住院机构的大部分优点。

出院之后的当事人可以继续接受部分留院服务,以便更容易地转移到日常生活格局里。部分留院照顾可以给社会工作者提供一些机会,去观察当事人与其他工作人员、其他当事人、家人及同事间的互动情形,也能够给当事人提供足够的治疗服务从而帮助他们减轻压力。社会工作部分留院服务的内容包括接案程序,帮助当事人适应计划和机构的治疗目标,进行个人、团体及家族的治疗,出院的计划执行等。对于支持性个案工作,精神健康社会工作者在提供直接服务的时候,应当协助当事人学会具体的适应技巧,增强其适应能力和改善环境的能力。

4.非传统服务中的精神健康社会工作

许多机构本身并不是以提供精神健康服务为主要任务的,但也可能涉及与精神健康相关的工作。例如,在企业社会工作中,有一定心理问题的当事人可能是自己求助的,也可能是被主管单位转介来的,因此,接受此项服务的时候,当事人的动机很强。他们认为,这些服务可以帮助他们更好地适应工作。再如,在学校心理卫生工作中,大部分当事人都有行为问题,或者是在学习上出现障碍。因此,有些学校通过与精神健康社会服务机构建立契约关系,来帮助学生接受这一类型的服务。近年来,随着许多非传统治疗方法的产生,社区精神健康社会服务的范围也在不断地扩大。此外,诸如家庭暴力防治、儿童保护、刑释解教人员帮扶等也可能涉及心理卫生工作。在社会工作的其他领域中,也常会涉及精神健康服务。

(三)精神健康社会工作者的主要职责

加拿大全国心理卫生协会在其出版的"More for the Mind"一书中列出了精神健康社会工作者在心理卫生工作中的以下专业职责。

1.与临床小组合作

在精神健康疾病诊治工作小组中,精神健康社会工作者需提供与患者有关的心理及社会动态分析资料,并参与诊断的程序与治疗计划,评价家属对患者的态度和对疾病、医院和治疗者的看法,在参与治疗过程中,与不同专业立场的临床人员密切合作,或提供补充性、相关性服务。精神健康社会工作者在对患者的诊断、照护、治疗和康复等工作阶段中,应担负起对患者及其家属的扶助责任。包括获取患者的心理、身体状况及社会资料,并加以分析和评量,进而为医疗小组诊断治疗提供依据。这些资料包括:①患者行为的典型模式及其心理防卫的机转应用;②患者家属的人际关系状态;③患者的社会经济情况;④影响发病的可能性因素;⑤精神康复潜能等。

在精神医疗工作中,精神健康社会工作者的主要任务是运用与患者、患者家属和对患者有重要性的关键人物间的专业关系,协助患者及其家属了解患者的疾病与其反应,引导他们更好地接受和适应现有的治疗。社会工作者还应经常与患者及其家属共同探讨在生活中影响患者正常社会功能及妨碍治疗的因素,帮助他们谋求改善的有效途径。在一定程度上医疗社会工作不同于精神健康社会工作。精神健康社会工作的重心在于使当事人的家人及关键人物学会运用当事人自身的资源,增强其功能以便更好地适应生活。同时,精神健康社会工作者也会直接参与到医疗小组的治疗工作当中。

2.协助家属或患者

精神健康社会工作者协助家属或患者的工作主要包括:①向家属或患者解释有关治疗制度或医院设施及使用要求。②向患者及其家属说明治疗计划或方案。③处理与疾病或治疗有关的经济压力。④处理与疾病或治疗有关的社会压力。⑤协助家属或患者处理因发病和治疗所导致的焦虑以及对治疗的疑惑或担忧。

3.对患者(当事人)的初步工作

在下列情况下,治疗小组可能将个案或患者交给精神康复社会工作人员:①当患者(当事人)需要有一个自然的或者非正式的支持性关系时。②当专业性心理治疗有助于精神治疗与康复时。例如,当把社会现实条件或者环境改善作为治疗的主要计划时;当治疗的选择事项包括对物质或社会环境加以改善时;当社会资源的发现与利用为治疗计划中基本的考虑事项时;当精神健康社会工作者的专业技能、个人特质以及临床小组的客观条件,均合适于某些患者时。

4.联系或转介患者(当事人)到适当的社区机构

精神健康社会工作人员常协助患者(当事人)与社区诊所或社会机构做有效的联系工作。必要时,社工也协助社区诊所或社会机构联系或转介个案。

5.运用社区机构与社区资源

精神健康社会工作人员常代表当事人或者家属,从事临床小组与社区之间的联系与协调工作,尤其是必须协调临床小组的工作效果与社区的社会服务功能,以使他们的工作更利于当事人的精神康复。

6.发展社区资源,以利于社区居民的心理卫生

评价与衡量患者对社会与人群关系的需要程度,并发动社区中的相关资源配合患者的需要,是精神健康社会工作实施的基本知识与技术。精神健康社会工作专业教育注重培养学生寻找社区资源的能力,并引导学生与之建立良好的工作关系,以利于服务当事人或家属的需求。此外,社会工作者还要善于发现社区中资源的隔阂或不足现象。因此,精神健康社会工作者要主动参与社区团体和组织开展的活动,包括社区义务工作者(志愿)服务,或者为患者与社区居民提供相关咨询服务,以便满足当事人的康复需求。

7.其他服务项目

除以上提到的各种工作内容外,精神健康社会工作者通常还需要进行一些其他的工作,例如,帮助当事人协调人际关系、改善经济或物质状况、解决环境障碍、与其他专业人士会商个案事项等。中国台湾地区的陈珠璋教授也发现,不论是综合医院精神科还是疗养院,精神健康社会工作者的服务都涉及以下内容:①事务性工作,如病历管理、住院手续、经济补助等。②临床性工作,如个案工作、团体工作、社区工作等。③教育性工作,如教学实习,训练督导、研究发展等。

二、精神健康社会工作的理念与介入手法

(一)精神健康社会工作的理念

精神健康社会工作受到社会工作价值观、精神健康观念、精神疾病治疗模式的共同影响。社会工作是非常强调"价值注入"的,它要求社会工作者尊重、接纳、关爱服务对象,积极倡导社会公平正义,秉持是非批判、服务对象自决、保密等行动原则。在精神健康服务领域,社会工作者应当通过服务、倡导、研究等多种干预手段,努力达成以下结果:①使精神疾病患者在教育、医疗、就业、使用公共设施、参与社会生活时,能够拥有和其他社会人士同样的个人权利,得到公平看待、公平机会、公平结果。②使患者得到社会关爱和保护,能够获得特殊的福

利资源,拥有治疗、复健、重返社会的机会。③使患者及其家人免受歧视,获得适当服务,拥有自决权利。④代表患者,指出精神健康服务中存在的不良现象,呼吁社会环境的改善、政策制度的变革。⑤在与其他专业人士合作时,宣扬倡导社会工作价值观,以期建立一个以患者为本、互相接纳、各有所长的服务体系。⑥不断学习、实践、研究,努力提高服务能力和质量,给予精神疾病患者更多的帮助。

在精神健康服务中,社会工作者还要贯彻精神康复的理念。它包括九项原则:①提高患者的信心和能力;②提高患者适应社区的能力,并满足他们在社区的基本需要;③采用不同的手段、方法、技术去帮助精神疾病患者;④提高患者的职业及工作能力;⑤在工作过程中给予患者康复和生活的信心;⑥培育患者独立生活能力;⑦促进患者参与康复工作;⑧为患者提供社区支持;⑨采取多种手段,为患者提供药物治疗及其他支持。

除了精神康复的理念外,社会工作领域中流行的"复原"概念也非常重要。它强调社会工作者通过有计划、有目的的工作过程,影响、改变病患的信念、态度、感受,使之突破功能障碍,重新融入社会。

(二)精神健康社会工作的介入手法

社会工作方法涉及很多重要因素,并受到这些因素的影响,包括环境制约、外部社会力量、心理学、社会心理决定因素的组合、角色理论和文化认同等。在进行精神健康社会工作时,主要有修补和治疗、挖掘患者潜能、理解和沟通、以复原为导向等四种工作模式,社会工作人员需要审视究竟什么是更好的和更合适当事人的服务方法。

1.以修补和治疗为导向的精神健康社会工作

此种模式体现了"问题视角"的思维及干预特点:①着眼于服务对象的病情和缺陷,认为服务对象是患病者,服务对象的病态需要治疗,因病产生的其他问题也需要进行修补。②结果导向型的,致力于减轻或治愈病症。③治疗师与社会工作者是专家,对问题的答案、治疗的结果有把握。④服务对象应当尊重权威,配合治疗。⑤治疗手法以科学实证为基础,是技术化的。在实践中,服务提供者通常要求精神疾病患者进行严格的药物治疗,医疗人员要教导患者及其家属有关疾病和药物知识,社会工作者常对当事人进行认知训练、行为修正。这种干预手法着眼于个体,较少批判社会环境与政策制度,因而被认为是稳当的、保守的。一般说来,只要服务提供者训练有素,干预的效果就能得到保障。但也正是因为其过于关注个体、院舍化照顾、技术化导向,该模式也受到诸多批判。研究者认为它忽略了服务对象的潜能,割裂了人与环境的联系,重视治疗但不重视帮助患者回归社会。

2.以挖掘患者潜能为导向的精神健康社会工作

该模式主张关注服务对象的长处和潜能,体现了"优势视角"的思维及干预特点:①服务对象问题的出现与环境不良、创伤经历有关。②服务对象除了困难与缺陷外,还有潜能与优势。③只要给予合适的条件、环境与支持,服务对象的能力与特长就能发挥出来。④环境中存在着机会和资源,社会工作者要善于寻找。这种服务模式要求社会工作者接纳、理解服务对象,重视服务对象的复原能力,重视服务对象的非正式支持系统、正式支持系统中存在的可利用的资源。在该模式看来,服务对象的文化程度、宗教信仰、智商情商、工作经历、人际关系等方面都有优势可以挖掘。这对于服务对象而言非常重要,因为精神疾病患者常困于自己的负面情绪中,自我评价低,而发掘优势有助于增强服务对象的自信,使他们重拾生活的乐趣。可以说,优势视角更符合当前社会工作的主流理念。

3.以理解和沟通为手段的精神健康社会工作

以治疗为导向的精神卫生服务并不强调服务提供者去理解患者的主观经验,它认为科学的、技术化的治疗才是最关键的。然而,精神疾病患者是活生生的人,是有思想、感受、经历的人,他们也希望在治疗中遇到的不仅是专家,也是理解自己的人。一般说来,精神疾病患者都会有被排斥、被孤立、被忽视、被标签化、被歧视等负面感受,这些感受会加剧患者的痛苦,使其害怕并逃避现实世界,而这显然不利于患者重拾信心、重返主流社会。以理解和沟通为手段的精神健康社会工作主张通过深入沟通,使患者有被接纳、被理解、被关爱、被尊重的感受,从而愿意直面生活,转变精神状态。

在实务中,以理解和沟通为手段的精神健康服务强调:①社会工作者要倾听精神疾病患者对其感受、经验的描述。②设身处地,理解患者的主观经验。社会工作者要去设想:假如自己处在当事人那样的情境中会有怎样的感受?假如自己遇到当事人那样的问题会如何处理?③注重同理沟通,对患者的陈述做出适当的回应,准确把握患者的感受,让患者感觉到自己是被接纳、被理解的。④把患者的陈述片段组织起来。精神疾病患者的思维、情绪不够稳定,其陈述的常是自己生活世界的片段。这些片段可能是不完整的回忆、极端的情绪体验、放不下的问题、经常重复的思绪。社会工作者可以按照时间顺序、情感体验程度、周遭人物的重要性等把这些片段重新组织起来,以帮助自己理解患者的经验和感受。⑤把片段、经历意义化,建构并重新解释患者遇到的问题,寻找当事人的生命意义。⑥对服务对象的认识是一个过程,因此,社会工作者要不断探索、不断理解。

4.以复原为导向的精神健康社会工作

20世纪90年代,"复原"一词开始在美国精神卫生领域流行,并归纳了精神疾病人士复原的特点:①复原不是一个简单的、直线的过程。②复原的过程包括不同的阶段——停滞不前阶段、发生改变阶段、到达顶峰阶段、反复不定阶段。③复原就像爬山,过程充满了起伏。起初,在药物作用下,患者的病情能够得到控制,但若要恢复前状,则常面临不顺。患者越接近发病前的生活状态,困难与阻力就越大。④病情拖得越久,复原的脆弱性就越强。长期患病与治疗会使者陷入社会隔离状态,会损害患者的生活能力,进而会让复原过程变得更加困难。⑤环境与患者之间会交互反应。环境可能会接纳、包容患者，也可能以刻板印象对待患者。患者可能会根据环境的回应做出自我调适，也可能会夸大对环境的负面感受。患者会在与环境的交互中重新定义生活。⑥鼓励、参与对患者的复原非常重要。

在实务工作中，社工若是以复原作为导向，往往会采取如下干预策略：①尊重患者。以患者为中心，努力培养患者的自立、自主、自我能力。例如，鼓励患者参与复原过程、自己作决定、主动表达看法、提升自信，进而帮助他们由退缩在个人世界转向适应现实生活。②全人关怀。除了药物治疗外，心理与灵性方面的协助也必不可少。此外，社会工作者还要在患者融入社区、就业、教育等方面提供支持，以帮助患者重返主流社会。③优势取向。注重从环境因素着眼解释精神疾病的发生原因，把原因"外部化"，不责怪服务对象。关注服务对象的潜能、资源，积极探查服务对象所处环境中的优势，并将之运用在服务中。④灌输希望、强调责任。让服务对象相信自己是能够康复的，进而积极配合社工的活动安排。倡导服务对象对自己的复原负责，如自我照顾、自我鼓励、扮演好相关角色。⑤重视朋辈支持。在复原过程中，自助小组、互助小组是治疗之外不可或缺的一部分。把患者连接起来，有助于患者获得经验、增强自信、彼此帮助。

第五节　特殊患者的社会工作服务

社会工作者在医疗卫生领域服务时常会接触到一些特殊群体，他们或资源匮乏，基本健康权利得不到保障，如"三无"患者；或不为主流社会所接纳，遭受歧视与污名，如艾滋病患者；或承受着严重病症的折磨，生存质量堪忧，如癌症患者、临终患者。通过专业社会工作的介入，协助上述特殊患者改善生活处境、提升生存品质，是现代社会工作的重要使命。

一、"三无患者"的医务社会工作服务

(一)"三无患者"的含义及其产生的问题

1."三无患者"的含义

"三无"人员原本是民政部门对于某些特殊人士的专门称谓。这类人员无生活来源、无劳动能力、无法定抚养义务人。在我国的社会福利体系中,这类人员往往由政府提供集中式或分散式的供养与照料。"三无"患者是医疗机构在服务过程中对某一类特殊患者的称呼,这类患者往往身份不明(无姓名及身份证),入院时无力承担治疗费用(无钱),治疗时无家人陪护、出院时无处可去(无家人/住址)。临床登记信息显示,"三无"患者多为晕倒路边、外伤(他伤、打架斗殴、车祸伤、摔伤等)及醉酒需要救治的患者,以流浪者、精神疾病患者、阿尔茨海默病患者、弃婴等居多。

2."三无"患者带来的问题

"三无"患者无疑是社会弱势群体,他们处于社会的边缘,没有稳定的经济收入,缺少家庭的温暖,生命健康权得不到基本的保障。从医学伦理和社会主流价值观看,每个人的生命都只有一次,都应受到尊重与保护。因此,当"三无"患者被送到医院时,院方有责任组织人员进行救护。我国相关法律也明确规定,所有医院的急诊科室在面对危重患者时,必须先行救治,及时提供紧急医疗服务。在实践中,各地也规定,公安、民政、城管在执法时发现"三无"患者,应当及时送往医院救治。

但是,"三无"患者的存在的确让医疗机构面临着一些棘手问题。主要包括:①"三无"患者自身无力支付医疗费用,那么,其治疗费用由谁支付?一些医院找不到买单部门,只能自行负担。在医疗机构独立核算、自负盈亏的情况下,医院救治"三无"患者不但没有受到褒奖,反而成为利益受损者,难免心有怨言。②"三无"患者的病史追溯困难。

一些患者意识不清,不能陈述自己的病症与发病过程。或者,患者虽然意识清楚,但因聋哑、精神疾病等原因不能与医务人员进行有效沟通,给医务人员正确诊断带来了困难。③患者无家人陪同,医院不得不安排人员提供护理,而医院认为自己原本没有这一义务。④一些危重患者不能及时出院,长时间占用医疗资源,会影响医院对其他患者的接诊与收治。⑤相关政策不健全,使医院在处理与患者有关的问题时感到头疼,例如,手术如何签字、患者死亡后如何处理等问题。⑥医院可以本着人道主义精神先行救治"三无"患者,但治疗后把患者送归何处、由谁提供后续护理等问题,不应该交给医院解决。

(二)医务社会工作介入"三无"患者救治

协助医院解决"三无"患者问题是医务社会工作者不可推卸的责任。从角色分工看,医护人员的职责是抢救生命、治疗疾病,而社会工作者的职责则是搜集患者信息,给予患者情绪支持,帮助患者联结与整合资源系统。一些开展了医务社会工作的医院也常把"三无"患者的社会服务工作交由社会工作部处理。

1.建立服务对象档案

按照规定,医院应当为"三无"患者留存相关救治资料。当患者被送到医院后,社会工作者应及时为患者建立专门的档案,详细记录服务对象的姓名、性别、年龄、伤情、送诊情况、家庭信息、住址、急诊处置措施等。当然,"三无"患者的建档工作往往并不顺利,因为无法及时确认患者的身份及家庭情况,但社工要想方设法,完善相关信息。

2.为患者提供心理支持

"三无"患者往往孤独无依,他们有的是子女不愿赡养的老人,有的是走失的精神障碍患者,有的因种种原因已在外流浪多年。很少有人了解他们的生活经历,关注他们的内心世界,而社会工作的使命是帮助处于困境中的人,因此,社会工作者要主动接触患者,关心他们的身体健康和生活状况。通过建立积极的专业关系,了解患者的问题和需要,进而有针对性地进行介入。实践表明,对于神志清醒,具有一定表达能力的患者来说,打开他们心扉,了解真实信息的主要渠道就是真诚的关心与有效的交流。

3.协助医院做好服务转介

社会工作者在服务"三无"患者的过程中,应当协助院方解决患者安置问题,如设法打开患者心扉,了解患者的非正式支持情况,想办法与其亲属取得联系;对于符合救助条件的,应当协助医院联系民政部门,将患者送到救助站;对于有精神障碍的患者,应当协助联系精神疾病治疗机构;对于弃婴,要送到公办社会福利机构;对于无法连接资源,只能留院照料的患者,一方面要关心其饮食起居;另一方面也要督促相关人员落实医院救助政策。

4.进行倡导,提出政策建议

解决"三无"患者问题,不仅关乎医疗机构的利益,也直接影响服务对象的生存。作为社会工作者,应当为弱势群体代言,并维护所在医疗机构的合法权益。"三无"患者缺乏资源、身份特殊、处境困难,单纯依靠医院提供急性医疗服务显然是不够的,把患者推给医院也是不公平的。解决"三无"患者的医治、安养、救助问题必须由政府出面,会同民政、公安、卫生、财政等部门共同研究解决。解决"三无"患者的安置问题,应当明确相关部门的角色与职责,建立互相衔接、流程顺畅的工作机制。此外,社工还可以通过撰文、演讲、游说、联系人大代表、参与话题讨论等方式,倡导社会各界关注"三无"患者,为解决"三无"患者的相关问题出谋划策,倡导政府部门成立"三无"患者救助基金,呼吁慈善机构、企业、热心人士为贫穷失依的"三无"患者奉献爱心。

二、肿瘤患者的社会工作服务

恶性肿瘤已经成为危害人类健康的常见病和多发病。据统计,我国每年新增癌症病例200万人,因癌症死亡人数140万。在每5位死者中就有1人死于癌症。近年来,因癌症死亡的人数约占我国城乡居民死亡总数的22.32%。针对肿瘤患者开展专业服务是目前医务社会工作最重要的服务内容之一。近些年,国内一些有条件的医院先后设立了社会工作部或社会工作岗位,并尝试为癌症患者提供支持性的社会服务。

(一)肿瘤患者的服务需要

1. 心理支持需要

癌症的诊断和治疗会对患者的心理产生许多不良的影响。癌症患者的心理需求主要源自七个方面:①与疾病有关的焦虑与恐惧。由于癌症的特殊性,很多人都是闻之色变,对治疗效果担忧,对治疗过程心生恐惧。②与疾病有关的家庭问题。罹患癌症会导致患者日常生活形态的改变,需要对家庭结构、生活安排、家庭关系等进行调整。③患者与医生的关系。患者希望医生关心、体恤自己,拿出最佳治疗方案。④疾病的经济需要。癌症的治疗需要可观的费用,一些患者不得不为筹措经费而伤脑筋。⑤与死亡有关的情感和想法。恐惧死亡,害怕讨论死亡,经常被患病导致的负面情绪包围。⑥未被证实的治疗方法。⑦治疗的不良反应。担心治疗的不良反应或不知如何有效应对。

上述七个方面是癌症患者在诊断后和治疗过程中较为典型的心理需求。社会工作者应当根据患者的具体状况,提供相应的服务介入。例如,倾听患者的倾诉,使其有机会宣泄不良情绪;引导患者了解疾病及治疗技术,以减轻恐惧感;提供一些成功的抗癌案例,帮助患者树立信心;鼓励患者进行适当的体育锻炼,以使身心得到放松;注意观察患者的情绪变化,防范意外事件的发生;协助患者处理好与家人、病友、院方的关系,以便获得良好的人际关系。总之,有效地调节患者的心理反应,满足患者的心理需求,是医务人员和医务社会工作者应当重点关注的问题。

2. 护理需要

由于根治范围广、创伤大、营养不良,且很多患者年龄偏大,所以,绝大多数肿瘤患者在治疗期间都面临手术耐受性差、危险性高、术后并发症多等问题。患者在承受巨大的身体和心理痛苦的同时,身体功能会趋于下降,有些患者还会出现功能丧失症状。基于此,他们需要专业人士与家庭成员提供科学的、有效的护理。比如体征监测、身体清洁、饮食搭配、辅具配备等。为了治疗病症,患者及其家人还要掌握一些护理技巧,如使用轮椅、清洁等。提供适当的护理,是患者住院期间及出院以后所需要的一项常规性服务。

3. 营养需要

绝大部分癌症患者都存在程度不同的营养不良问题,这对患者的康复是不利的。营养不良通常是由癌症本身或治疗的副作用引起的。为了使治疗方案取得更佳的效果,医生应当有针对性地对患者进行营养补给,鼓励患者尽可能地进食,指导患者食用高营养食物,并注意优化进餐环境。对于那些丧失咀嚼、吞咽功能而消化功能完好的患者可以进行鼻饲,而对于肠胃功能不良者则可以施行胃肠外营养摄入。社会工作者的任务是把患者的生活状况、营养需求反馈给医方,协助医护人员对患者及其家人进行指导。

4. 经济需要

癌症患者的经济困难几乎是世界各国共同面临的问题。长时间的治疗过程和昂贵的治疗费用,迫使相当一部分患者不得不放弃治疗,而其中一部分患者的病情其实是可以延缓或治愈的。此外,也有一些患者虽然可以获得医疗保障,但因为患病不得不中断工作或影响家人的工作,导致家庭收入中断或减少。加之有些治疗费用需要患者自行承担,患者改善营养状况需要花钱等因素,一些患者的家庭会陷入因病致贫、因病返贫的困境。经济困难往往直接导致部分患者选择放弃治疗或接受有限的治疗。

5. 人际关系需要

罹患癌症可能会给患者的人际关系带来重大的改变。癌症治疗的长期性和困难性会给患者家庭成员带来情绪上的不安和心理上的压力。昂贵的治疗费用和持续的照顾负担,也可能导致患者与亲友之间产生距离。一些患者会因为患病变得敏感多疑,担心自己被抛弃、被疏远、被遗忘。

毋庸置疑,癌症患者比平常人更需要家庭和亲友的照顾和支持。临床医学证明,得到家庭大力支持的患者一般治愈率更高、恢复得更快,能拥有更高的生活质量,而没有家庭温暖的患者往往病情恶化,痛苦绝望地走完人生最后一程。一旦患者的人际关系出现问题,社会工作者应当及时介入,协助患者适应疾病带来的身心变化,帮助他们获得家人与亲友的理解、照料与支持。现代医学模式强调心理状态对于健康的重要意义,因而医务人员与社会工作者提供给患者的支持应当是多维度的,能够兼顾身体、心理与社会层面的。

6.职业需要

很多已治愈的癌症患者的第一需求都是重回工作岗位。一方面,工作是人们谋生所必需的途径;另一方面,参与社会生产也是患者承担家庭和社会责任的需要。由于癌症本身可能造成患者的伤残,或者因患者治疗时间长原单位无法为其保留岗位,导致一些癌症患者治愈后无法回到原有的工作单位,必须重新择业或者调整工作岗位。这种情形会导致患者为未来的生活和生计发愁。他们不得不面对新的工作环境、人际关系和职业要求。一些患者会因为原有的工作技能、工作经验无用武之地而受到打击。总之,患者希望身体康复后能够恢复生活常态,生计有保障,而这无疑需要政府、企业、社会共同努力。

(二)肿瘤患者社会工作服务的内容

1.收集和分析肿瘤患者的资料

在肿瘤患者办理入院手续后,医务社会工作者应当到病房,对患者及其家属进行访谈,了解、搜集患者的相关信息。例如,患者的年龄、教育程度、职业状况、婚姻及家庭情况、性格特点、既往病史、人际关系、目前的情绪状态等。然后,社会工作者要对患者的信息进行分析,从个体、家庭、社会环境等层面描述患者的状况,使医疗服务团队对患者有更加全面的了解。

2.引导患者及其家属形成正确的疾病认知

受社会大环境的影响,"癌症等于死亡"的错误观念根深蒂固。但事实上,随着医疗水平的提高,癌症已经越来越呈现出慢性疾病的特征。如果早发现早治疗,很多患者都能够获得良好的治疗效果,生存期超过5年、10年的大有人在。医务社会工作者可以通过组织专家宣讲、开展科普宣传、展示临床治愈案例等方式,向患者及其家属反复传递"癌症只不过是一种慢性病"的观念,告诉患者及其家人,对待疾病要有信心,要积极配合医生的治疗。认知是行动的基础,患者有信心战胜疾病,才可能采取更积极的行动。

3.对患者及其家属提供心理疏导

肿瘤疾病的产生及治疗康复都与心理因素密切相关,患者一般都有身心交互的各种社会心理问题。例如,患者由于躯体上的折磨、心理上的恐惧等原因,容易产生不良情绪,其家属在巨大的经济和心理压力下也容易产生负面情绪,这会影响治疗方案的实施和治疗的效果。医务社会工作者可以运用专业的方法提供情绪疏导与心理支持,协助患者及其家属适当宣泄不良情绪,转移对疾病的注意力,塑造自信心理,并鼓励患者和其家属相互支持,战胜病魔,享受生命中的美好时光。

4.协助医务人员开展工作

目前,肿瘤治疗有手术、化疗、放疗三大手段以及中医药、热疗、激光、冷冻等派生疗法,医务社会工作者应根据患者自身特点和专业医务人员的意见,引导患者及其家属科学地选择适合的治疗方式。在此基础上,医务社会工作者协助医务人员对患者进行护理和治疗,通过心理支持消除患者对治疗方法的顾虑,使对患者的治疗更加有效,通过日常生活的护理,使患者身体能够承受治疗,以达到缓解病情和治愈的目的。

5.整合利用各种社会资源,提供社会支持

肿瘤治疗与康复护理服务本身会涉及医院资源、社区资源和社会资源的利用。医务社会工作者需要协调医院、社团、社区等组织的资源,最大限度地提高资源的整合和利用率,尽可能地满足患者及其家属的需求。社会上存在众多因经济困难放弃治疗的患者,医务社会工作者应该作为桥梁,为困难医疗群体联接并获得社会资源,做好资源整合者的角色。为困难患者及其家庭提供经济上的保障,可以减少患者因经济问题延误治疗的现象,使肿瘤患者得到及时有效的治疗。

三、艾滋病感染者与患者的医务社会工作服务

目前,艾滋病仍是人类医学界尚未攻克的疾病。由于艾滋病的特殊性,艾滋病感染者常常背负着很大的压力,医务社会工作者的工作能为他们提供许多帮助。

(一)艾滋病引起的相关问题

1.患者及其家庭面对的主要问题

(1)对艾滋病及其死亡结果的恐惧

虽然通过临床干预,患者的症状可以得到一定的控制,但死亡结果是不可抗拒的。由于艾滋病的高病死率,加之发病期的痛苦症状,使得患者及其家人极易产生对死亡的恐惧感。有些患者因恐惧而隐瞒病情或耽误治疗,使病情进一步恶化。

(2)因绝望产生抑郁或报复行为

感染艾滋病使患者感到绝望,加之社会对患者通常采取躲避、歧视、冷漠态度,往往给感染者带来沉重的精神压力。有些患者在自责、内疚、羞愧等情绪的纠缠下陷入抑郁。少数患者因社会歧视滋生报复心理。他们或隐瞒病情,故意传播艾滋病病毒;或采取极端手段,制造

社会恐慌。[①]

（3）因歧视而难以立足

由于艾滋病传播途径具有特殊性，使得那些经由性行为、吸毒而感染的患者往往被贴上"道德低下者"的标签，被认为是"有问题的人"。患者既会受到家人和亲友的责难，也会受到社会的非议和排斥。"污名化"使得患者在他人眼中丧失其社会价值与尊严，导致其在家庭中得不到关爱、在社会上难以立足。

（4）因患病致使家庭功能受损

家庭具有养老育幼、情感慰藉、经济支持等功能，然而，一旦家庭成员感染艾滋病病毒，家庭的功能就会受到削弱甚至是瓦解。例如，感染者在发病前后可能部分丧失或全部丧失劳动能力，导致其失去工作，进而影响家庭的经济收入。艾滋病对家庭经济的影响还体现在医疗费用开支上。调查表明，患者的家庭收入平均比感染前下降近30%。再如，艾滋病感染者在家庭中可能扮演父母或子女角色，并相应地在家庭中承担抚养、教育和赡养等功能，但感染艾滋病会导致角色丧失，进而瓦解家庭成员之间的支持功能。有些艾滋病家庭会提前结束家庭生命周期，致使家庭的继替发生中断。

2.社会发展面临的主要问题

（1）艾滋病对经济发展的影响

艾滋病疫情的蔓延会影响社会经济发展，其原因是：①国家需要大量的财政投入去应对疫情。包括建立专门的防控组织体系，设立医疗机构和监测点，增加科研经费，购买药物和设备，进行社会宣传与社会动员等。政府将大量资金投入艾滋病防治领域，会影响对其他领域的财政投入，因而会对经济增长产生消极影响。有资料表明，艾滋病的肆虐几乎抵消了非洲国家自独立以来取得的社会经济发展的全部成果。②患病者主要是劳动人口，因而会影响经济发展。艾滋病感染

---

①刘斌志.社会工作视域下艾滋患者的复原力研究[J].华东理工大学学报（社会科学版），2010,25(03):25-34.

者中青壮年人是主体,感染人群主要集中在15～49岁,这一年龄阶段的人群是社会的主要劳动人口,而艾滋病感染者部分或完全丧失劳动能力,将影响社会经济的发展。

(2)对人群健康构成威胁

艾滋病往往涉及两个群体:感染者和患者。感染者也称艾滋病病毒携带者,是指感染了HIV病毒,但尚未出现相关临床表现的人。从人体感染HIV病毒到最终发病,患者会经历三个阶段:急性感染期、无症状感染期(潜伏期)、发病期。急性感染期一般为人体感染艾滋病病毒后的2～8周,可出现类似感冒、腹泻等症状,由于症状轻微且常在1～4周自然恢复,故常被人们忽视。在无症状期,感染者表面上很健康,除了血清中艾滋病病毒抗体呈阳性外无任何临床症状。处于潜伏期的感染者是传播艾滋病的最大的威胁。

在实践中,由于艾滋病被"污名化",一些感染者选择"遁形"。他们故意隐瞒病情,从而很难被医疗服务体系、社会服务体系所查出。感染者处于"地下"状态,一方面影响了艾滋病防控部门对于疫情的判断,另一方面也使得相关部门失去了干预机会。遁形的感染者如果不能自觉地采取防范措施,怀有侥幸心理,或自暴自弃,都极有可能将HIV传播给他人,进而增大了普通人群感染艾滋病的风险。

(3)导致社会恐慌

人们普遍存在的"恐艾"心理为一些人制造社会恐慌提供了基础。与艾滋病有关的谣言的传播从一个侧面说明了民众对于艾滋病的恐惧。如若处置不力,则容易引发恐慌情绪,并危及社会安定。

(二)医务社会工作介入艾滋病问题

在艾滋病导致的各种问题中,最严重的是社会对于艾滋病的无知、恐惧、道德批判,以及由此产生的社会歧视和社会排斥问题。因此,社会工作的介入焦点在于普及艾滋病知识、消除社会歧视、维护患者权利,为患者提供支持资源,对高危人群进行行为干预等。

1.普及艾滋病知识,加强全社会对艾滋病的科学认识

普及艾滋病知识可以使人们了解艾滋病的传播特点、防治办法等,减少对艾滋病的恐惧。加强全社会对艾滋病的科学认识的手段也比较多样,例如,编印、发放艾滋病知识手册,利用节假日在公共场合宣传艾滋病防控知识,利用报纸、电视等传播媒介进行艾滋病知识教育等。

2.倡导社会关爱,努力消除对艾滋患者的社会歧视

艾滋病流行30多年来,给感染者带来的不仅仅是疾病本身的痛苦,更让他们无法忍受的是来自于社会的冷漠和排斥。从某种程度说,社会歧视对艾滋病患者造成的伤害比疾病本身更甚。正是因为如此,有人说,人类抗击艾滋病的历史就是一部反歧视的历史。社会工作干预艾滋病歧视应着眼于社会环境的改变。例如,通过制作专题片、微电影等披露患者的心路历程,引导人们正确对待疾病,尊重并关怀患者。从工作重点看,一方面要反对医疗歧视,保障感染者获取医疗服务的权利,另一方面也要反对媒体歧视,促使媒体更公正、客观地报道艾滋病,减少社会大众对感染者和患者的排斥。

3.落实《艾滋病防治条例》,维护艾滋病患者的合法权利

2006年,《艾滋病防治条例》出台。该条例对艾滋病的宣传与教育、预防与控制、治疗与救助等问题进行了明确规定,要求各地落实"四免一关怀"政策。所谓"四免",即为经济困难患者提供免费的抗病毒药物和治疗,为自愿检查人员提供免费咨询和艾滋病病毒抗体初筛检测,为感染艾滋病病毒的孕妇提供免费的母婴阻断医疗服务,艾滋病患者遗孤可获得免费义务教育。所谓"一关怀",即救治关怀,如给予生活补助、扶助患者参加生产活动等。《艾滋病防治条例》为社会工作者协助感染者和患者争取经济扶助、受教育、就业、抗病毒治疗等机会提供了法律保障。但在实际执行过程中,艾滋病感染者和患者的权利保障还面临诸多困难,需要社会工作提供干预服务。

4.整合资源,为艾滋病患者提供专业服务

包括政策咨询、就业协助、心理辅导、家庭关系重构、艾滋病病毒感染者/患者精神健康服务及治疗、艾滋病检测中的专业咨询及转介、帮助艾滋病病毒感染者/患者组织支持性小组以及建立艾滋病教育、反歧视、精神健康等有关的小组工作等。

5.以高危人群为重点,促进行为改变

研究发现,与普通人群相比,吸毒者、性工作者、同性恋者等具有较高的感染风险。因此,社会工作者应当配合卫生管理与服务体系,做好高危人群的介入服务。近些年,我国各级疾病预防控制中心在中国疾病预防控制中心性病艾滋病预防控制中心的指导下,取得了一定成效。

6.加强研究工作,探索本土社会工作方法

虽然艾滋病的蔓延已成为全球性问题,但对于艾滋病的干预服务却具有地方特点。近几年,在政府相关部门、国际非政府组织、公益基金会的扶持下,我国的一些社会服务机构开始介入艾滋病问题。他们培养艾滋病儿童的抗逆力、对感染者进行心理辅导、为患者建立互助团体,积累了一定的实务工作经验。社会工作研究可以促进实务的改善,探索本土工作方法,因而有助于提高艾滋病介入服务的效果。

(三)参与艾滋病预防控制对于社会工作者的素质要求

1.熟练掌握艾滋病相关知识

熟练掌握艾滋病相关知识,既是社会工作者顺利开展工作的关键,也是自我保护的需要。只有熟悉艾滋病相关知识,才能很好地给艾滋病患者提供建议。在进行社区和个案工作时,具备业务知识是消除社区成员和新感染者的忧虑,告知他们正确预防和治疗的基本要求。这也是让艾滋病患者信任社会工作者,配合社会工作者的关键。而在进行小组工作时,熟悉艾滋病相关知识就更为重要了。因为很多同伴群体(如一些同性恋群体)的知识水平很高,是否具备专业知识也是社会工作者能否顺利进入群体内部的关键。另外,熟悉相关知识,对社工自身的保护也是很重要的。只有熟悉艾滋病相关的知识,才能消除自身对于艾滋病的恐惧,与艾滋病患者更好地接触,才能从根本上做好这一工作。

2.具有积极乐观的心理素质

介入艾滋病救助的社会工作者,工作中接触到的都是被社会所排斥或歧视的人群。在这些人群中,社工看到更多的是生活的无奈和人性的负面。在这种情况下,如果没有积极乐观的人生态度,自己的信念就会受到冲击,甚至会从助人者变成受助者。此外,保持自信的心理状态,相信自己所做的一切是有意义、有价值的,认为自己有能力面对不同的当事人,能够帮助他们解决问题,这对于实务工作是十分重要的。只有充满自信、坚持不懈,社会工作者才能够得到艾滋病患者的信任,从而有效地帮助他们。

3.能够采取灵活多样的工作方式

介入艾滋病患者救助工作的社工,面对的虽然都是艾滋病患者,但他们感染艾滋病的原因却千差万别。因此,在服务中,社会工作者不能无视对象的差异,采用同一种工作方式。毕竟不同的当事人有不同的需求,因而要针对不同的对象,使用不同的干预方式。例如,对于因卖血感染HIV的患者,工作重点应当是经济救助,手段主要是落实《艾滋病防治条例》相关内容、帮助申请救助基金、开展社会筹款等;对于艾滋病儿童,最主要的工作是治疗及教育问题,手段主要是落实有关政策、实施心理援助、连接社会资源等;对于高危人群,干预的重点则应当是促进生活方式的转变,如倡导安全的性行为、呼吁人们远离毒品、敦促携带HIV病毒的孕、产妇在医生指导下服用阻断药物等。

四、临终患者的社会工作服务

随着人类社会的进步和医学的迅速发展,临终关怀越来越得到社会的重视。临终关怀,是指由社会各层次人士(如医生、护士、社会工作者、宗教人士、志愿者、政府和慈善团体人员等）组成的团体为临终患者及其家属提供生理、心理、社会的全面支持与照护。作为一门新的交叉学科、一种新的护理方式，临终关怀为末期患者提供了一种符合人性的、科学的护理，使其能够相对舒适地、安详地、有尊严地走完人生的最后旅程。

（一）临终人士的需要和问题

1.生理方面的问题和需要

死亡之前的临终期包括两方面内容：生理临终期与精神临终期。绝大多数临终人士在两个方面的退化是不同步的。约75%的患者的生理临终期先于神志的丧失。可见，临终患者面临的主要问题之一就是生理的临终。生理的临终是指生活不能自理、各器官和系统全面衰竭、不可逆转。在此阶段，患者通常会经历许多相关的身体不适，如疼痛、呼吸困难、身体虚弱、吃饭和睡觉问题、消化和排泄问题、感觉损伤、麻痹、皮肤问题或吞咽困难等。处于生理临终期的老年人需要医护人员采取各种措施，利用器械、药物进行姑息治疗，以减轻疼痛和不适，减缓各种影响生命质量的症状。

在实务工作中，当患者进入临终关怀程序后，工作人员要为他们安排适宜的居住环境。临终人士的生活环境应当是安静的、舒适的，并配备一定的医疗器械，以便能够及时开展抢救。除非症状严重，否则不要让老人过早住进单间病房或重症监护室，以免造成资源浪费，加速老人的功能退化。在照顾服务中，社会工作者要给予患者舒适和安全的体位，帮忙翻身擦拭，避免压疮发生；要设法鼓励患者进食，防止虚脱与并发症；要特别关注患者的清洁卫生，预防感染，维护其人格尊严。临终关怀的重要任务是控制疼痛，淡化"治疗"色彩，强调"舒缓照护"。它强调把死亡视为一个正常的过程，既不人为加速也不竭力阻止这一过程。临终关怀的目标是让患者少一些痛苦和绝望，多一些自主和尊严。

2.心理方面的问题和需要

临终人士通常都会经历相当大的情绪压力。在走向生命终点时，患者不可避免地会感受到死亡的威胁，对可能经历的死亡过程感到恐惧。他们担心失去对身体和生活的控制感，担心自己独处或被家人抛弃。一些患者会因"未完成的事业"而抱憾，为自己拖累了家庭而内疚等。在死亡到来之前，患者还会陷入神志不清的状态，即精神临终。因此，临终患者所需要的另一项服务就是心理支持。身体上的疼痛，可以通过医疗手段进行干预，但心理上的痛苦，只能依赖他人的爱与关怀。

因此，在实务工作中，医护人员、社会工作者、心理咨询师等专业人士要了解患者的心理活动，做好心理护理工作，包括：①建立良好的护患关系，取得患者的信任。②对患者的认知偏差进行干预。焦虑、抑郁等行为是源于人们对环境刺激的错误认知，因而调整患者对应激的认识是很重要的。沟通时，既要弄清楚他们的认识偏差，又要与患者一起讨论分析，使其转变旧看法，形成新认识。③合理的情绪疗法。积极疏导，鼓励患者表达消极情绪，以减轻心理负担。④利用社会支持系统，动员家人、朋友、志愿者探视老人、关爱老人。

心理护理是临终关怀的重要内容，它贯穿临终护理的全过程。临终患者的心理状态极其复杂，要求服务团队要能够谅解和宽容患者。在香港特区，善终服务机构要求辅导员在帮助垂死患者之前，首先要反省自己对死亡的感受和态度。机构认为，若辅导员内心对死亡充满焦虑，便不能自由地、镇定地辅导患者，也很难与患者有真诚的接触。日本的临终关怀机构要求医护人员掌握患者的性格、心态，正确判断其心理承受能力，选择适当的方式告知真实病情，使患者有充分的心理准备配合治疗，珍惜与亲人共同拥有的临终时光。提供心理支持的工作，要求服务人员以温和的语言、亲切的态度、耐心的照顾，去体贴、安抚临终者，使其心理获得平衡。心理护理要尊重临终患者的生活习惯、宗教信仰、兴趣爱好，为他们提供生理、心理、灵性、社会各方面的帮助。

(二)医务社会工作介入临终关怀

任何生命都有终结的时候,在生命终结时都有所希望,而临终关怀通过尽量满足临终者的合理要求,让他们感受到生命的温暖,从而减轻身体或精神上的痛苦。临终关怀是为了让患者有尊严地、无憾地到达人生彼岸而开展的一项社会公共事业,是社会文明进步的标志。现在,有越来越多的临终患者在医疗机构中走完人生的最后一段路程,他们需要专业人士的支持。社会工作是临终关怀服务的组成部分。在欧美国家,临终关怀服务通常由一个专业团队提供,团队中包括注册护士、内科医生、营养师、社会工作者、牧师和法律顾问等。医务社会工作介入临终关怀主要涉及以下内容。

1.针对临终患者的服务

社会工作者需要统筹考虑患者的身体、心理、灵性、社会等各方面的需求,制定一个完整的照顾计划,并联合临终关怀团队中的其他人员,实施照顾计划。具体的实施工作包括:①协助医务人员为患者提供姑息处置,减轻身体不适。②处理患者的不良情绪,通过心理疏导为其提供支持。③满足患者的灵性照顾需求。灵性照顾一般包括生命回顾、道别、全程陪同走过悲伤的所有阶段、共同面对死亡的事实、协助处理未完成的事务、探寻生命与死亡的意义、谈论希望与害怕的事物等内容。灵性照顾是一个帮助患者探究其一生的过程,通过生命回顾,协助患者重新体会自己生命的价值。灵性照顾通过谈论死亡,可以降低患者对死亡的恐惧;通过谈论希望和未处理的事务,可以帮助患者实现自我整合。

2.针对患者家属的服务

在照顾临终患者时,家属往往承担着巨大的经济压力、身体压力和精神压力,尤其是主要照顾者。社会工作者需要帮助家属宣泄不良情绪,协助其处理日常压力性事件造成的情绪问题。另外,在临终患者离世后,家属可能会长时间处于悲伤期,甚至无法顺利回归到个人正常的生活中,这些都需要社会工作者通过行动协助、哀伤辅导等方式,协助家属渡过哀伤期。在现代临终关怀服务中,不仅要追求患者的善终、无憾的离世,也要达到"生死两相安"的效果,即亡者无憾、生者无悔。换言之,尽可能减少亲人离世对于患者家属的消极影响,也是临终关怀服务的基本目标。

3.针对不同群体的沟通服务

社会工作者需要维持患者、患者家属、医疗工作人员之间良好的沟通,成为联接不同群体的桥梁,以实现医疗信息、需求信息的畅通和有效传递。在临终关怀团队内部,因具体分工不同、操作方法不同、价值理念不同等,各工作成员之间可能产生分歧,社工需要承担协调的功能,缓解矛盾,使团队保持一致。临终关怀团队成员也承受着一定的压力,包括受到服务对象悲伤情绪的影响、体验死亡带来的无助与无奈等,社会工作者在这方面也需要提供支持与辅导。

4.整合各类资源的服务

开展临终关怀服务,需要挖掘和整合很多相关资源。例如,社工要帮助患者处理未尽事务,可能需要联系其亲友、工作单位、社区等;社会工作者在服务患者时,经常需要发动善心人士、志愿者探访和陪护老人;社会工作者在协助家属准备和料理患者的后事时,可能需要联系宗教机构、殡葬服务机构等。总之,在为患者提供临终关怀的过程中,社会工作者应当尽可能挖掘家庭内外、机构内外的资源,使患者及其家人能够获得有效的支持,最大限度地满足他们的合理需求。

5.与社会倡导有关的服务

临终关怀的目标是让患者在离世前少受一些身体或精神上的痛苦,感受家庭与社会的温暖,能够平静地、无憾地走完一生。因此,倡导活动也应该围绕上述目标进行。有效的倡导通常通过两种途径达成,即代表服务对象与影响决策者。例如,将服务对象的心声和诉求反映给机构,促使机构采取更人性化的、"全人"的照顾方式,提高患者的生存质量;呼吁患者家人及机构尊重患者的真实意愿和自决权利,如不做过度的、无意义的临床抢救。目前,在美国、加拿大等发达国家,很多人在身体健康或意识清醒的状态下签署"生前预嘱",对临终前的医疗救治做出安排,声明在死亡无法避免时,不采取气管插管、心脏电击、心内注射等抢救措施,以减少痛苦,有尊严地离世。生前预嘱的诞生是很多有识之士积极倡导的结果,体现了对患者生命和权利的尊重。对于临终人士有"尊严死"及其相关需求,社会工作者有责任将之反馈给政策设计者。

五、丧亲者的悲伤辅导

悲伤辅导主要是为了解决因死亡事件所带来的丧亲者的不幸。它为丧亲者提供了适当表达情绪的空间和时间。有学者认为悲伤辅导是协助人们在合理时间内,引发正常的悲伤,并健康地完成悲伤任务,以增进重新开始正常生活的能力;有的则将悲伤辅导定义为针对哀恸者进行的心理复健的过程,或称情绪辅导。结合不同的看法,悲伤辅导可以概括为负责帮助遗属合理地疏解悲伤情绪,使之顺利过渡到日常生活状态。它并不是帮助遗属克服和抑制悲伤情绪,而是合理地疏解遗属的悲伤情绪,以免影响其健康及带来其他不幸。

(一)丧亲者的悲伤反应

丧亲者在不同的悲伤阶段会有不同的生理反应、认知反应、感受反应、社交及行为反应。生理方面,丧亲者在丧亲悲痛事件后的20分钟或1小时之后,会出现生理上的痛苦症状:麻木、喉咙发紧、呼吸不畅、恶心、疲弱无力、头痛、头晕目暗、对噪音的过度反应、肌肉无力、心痛紧张或与逝者相似的病症。学者们称这些身体上的痛苦感觉为剧痛群,而这种剧痛群有时会持续两个星期之久。认知方面,丧亲者不相信死者的死亡、思绪纷乱、精神难以集中、健忘、全神贯注于思念死者和濒死的影像,他们不断追忆与逝者的往事、甚至会产生自杀念头等。情绪上,丧亲者表现为忧郁易哭、内疚、孤寂、无助、退缩、失望、自怜、痛苦、罪恶感、被遗弃与愤怒、绝望等。行为上,丧亲者出现睡眠失常、食欲反常、心不在焉、社会退缩、梦魇中梦见死者、常叹气、哭泣,他们会寻找逝者的踪影、与逝者对话或保留死者的遗物的完整性。

哀伤是一种时间的过渡,可分为四个时期。①麻木僵化期(数小时至1星期),这一阶段的主要反应是否认、不信、思维变得迟缓、麻木、抽离、梦幻般的状态。社会工作者应允许及接受当事人情感爆发、鼓励当事人参与悲痛仪式。②追思搜寻期(1星期至3个月),主要反应是愤怒、讨价还价、退缩、无限的忧伤与思念。这一阶段,丧亲者会将逝去者理想化,回忆并再现与逝者的关系,放弃与逝者原有的关系,以及对世界原有的假设。社会工作者应协助消除当事人对死者不当的理想化或丑化,引导回忆,对纪念日与节日特别注意关怀,鼓励身体检查。③瓦解绝望期(3个月至6个月),这个阶段丧亲者已面对失去亲人的事实,出现的反应是孤独、茫然及绝望。社会工作者应鼓励丧亲者继续参与先前的活动,不鼓励重要的生活变迁,也可以运用社区资源予以支持。④重整复原期(6个月至2年)。这一阶段丧亲者会逐渐恢复正常,专注力由内在伤痛渐渐转移到外在世界,他们学会接纳生活里许多不可逆转的改变。有的人开始建立新的关系,有的还会延续逝者的兴趣或未完成的梦想。有的人一生之中都会沉浸在哀伤中无法恢复,其间可能会倒退到前面任何一个阶段。社会工作者应适当的鼓励其介入新的活动,结交新的朋友与培养新的兴趣。

(二)悲伤辅导的任务

社会工作者在进行悲伤辅导的工作中主要需要完成以下几个任务。

一是协助丧亲者接受失落的事实。丧亲者常见的否认形式有对死亡事实的否定,如木乃伊化、将小孩视为死者情感的替身,对失落意义的否定,如说对方不重要、选择性遗忘等。社会工作者应给予丧亲者时间,接受事实,面对失落。同时葬礼或告别仪式具有帮助丧亲者接受事实的作用。

二是陪伴丧亲者经历悲伤的痛苦。对于丧亲者而言没有痛苦是不可能的。丧亲者回避体验感觉是否定该任务的表现,如喝酒麻痹自己、停止思想、将去世的人理想化等。社会工作者应协助丧亲者面对及接纳自己的负面情绪,并可利用空椅子、绘画、分享等方法协助丧亲者将痛苦表达出来。

三是协助丧亲者重新适应一个逝者不存在的新环境。丧亲者不仅需要调整角色,还需要调整自我概念,乃至调整个人的世界观。丧亲者常常出现对抗,以避免因自己开始遗忘逝者所产生的内疚感,比如不去适应失落、不去发展生存的技巧、从世界退缩而不面对环境的要求等。

四是协助丧亲者将情绪的活力重新投注在其他关系上。丧亲者通常以放弃爱与被爱的感受与权利的形式,保持自己与逝者的感情联系。社会工作者的任务不是促使丧亲者放弃与逝者的关系,而是协助他们在情感生命中为逝者找到一个适宜的地方,使他们能在世上继续有效的生活。

西方国家有研究者认为,给丧亲者提供悲伤辅导是一个帮助他们从事件中修复心灵损伤的有效方法,是帮助丧亲者重建自信的一个自我叙述过程。

(三)意义治疗

悲伤并不一定是纯粹消极的东西,尤其是和死亡事件相联系的悲伤。悲伤往往是主体因死亡事件而诱发的不自觉的反省所伴随的一种心理情绪表征。因为,死亡事件往往逼迫与之相关的人反思生命的价值与人生的意义。美国当代著名的悲伤与治疗学专家爱娃·萧女士认为:它(死亡)威胁我们的存在,威胁我们对生命深层次的理解。它激发我们去质问生命的特定本质和意义。死亡作为一种人生特定的终极事件,它必然要涉及人生意义的拷问。而悲伤则包含着对人生和生命的一种消极回应。因此,要达到悲伤辅导的预期效果还需要社会工作者对悲伤者进行人生意义和人生价值的合理引导。

奥地利著名心理学家弗兰克尔的意义治疗学有助于社会工作者在悲伤辅导中协助丧亲者面对生活。弗兰克尔以意志的自由、追求意义的意志、生命的意义作为三个重要的理论支撑点,突出强调治疗对象作为主体的自由、责任及其精神向度,将之视为完整人格所需具备的三个基本特征。此外,弗兰克尔还提出了去反省、矛盾意向等意义治疗的技巧,具有极强的实用性和可操作性。

在此基础上,他提出人有三种途径可以发现生命中的意义:在我们的创造性工作之中发现;在我们对价值的体验之中获得;在诸如不治之症等悲剧性的事实面前体验。我们不能够改变客观世界或者客观事实,但是可以通过发挥自由意志改变主观世界。这也就是他所说的三种价值:创造的价值、体验的价值、态度的价值。在这方面,人具有三种潜力:把痛苦转化为成就;从内疚之中获得完善自我的机会;从生命的短暂性中获取对行为采取负责任的态度。

悲恸的人无法自已地想着已故的人,觉得自己被迫去触摸故人的一些东西,反复地想着故人死亡的细节,而无法控制自己的思绪。这些思绪无可避免地一再回到故人的记忆或者死亡上。这种无法抑制的自我反思的冲动,弗兰克尔称之为过分反省。针对悲伤过程中的过分反省现象,社会工作者应当有意识地鼓励悲伤遗属去想或做他们问题以外的事情。环境条件虽然不可改变,死亡的事实也不可抗拒,但是社会工作者可以帮助他们寻找集中注意力的事物。注意力的改变是导致生活中的核心意义变化的关键。只有这样,遗属才会发现新的生活意义、确立新的生活目标。

矛盾意向实际上是指,当人为某一顽固的想法纠缠,或者深受某一症状困扰的时候,他所做的不是和这种想法或症状做斗争,而是利用与之斗争相反的想法或行为,以达到消除症状的目的。在悲伤辅导中,社会工作者并不是和悲伤遗属组成坚定的联盟去战胜悲伤情绪,尤其是针对长期无法克服悲伤情绪的遗属。这时候,应当鼓励遗属放声大哭或者仔细倾听遗属对其不幸的诉说。这种与克服悲伤情绪相反的途径恰恰可以更好地达到消解悲伤情绪的目的。因为,在这种矛盾意向的应用过程中,悲伤遗属不知不觉地放弃了与自身克服悲伤情绪的强迫性观念做斗争,从而能够集中注意力,实现与悲伤情绪的隔离。

第六节 精准医学背景下的医务社会工作发展特点

精准医学就是以患者不同的基因表现、代谢情况、生活习惯和所处环境为基础,为患者量身制定适合的治疗方案与干预措施,具有在数据采集时期采用可穿戴设备等新技术的处理办法和组学数据的使用等特点。将精准医学理念延伸至医务社会工作行业,根据精准医学处理办法和组学数据,探究基因与环境的相互关系,以提升疾病风险预测的准确性,建立个性化疾病干预措施,有利于使患者形成良好的生活方式以及健康的饮食习惯,并扩大受益群体,从而达到减少医疗费用支出的目的。

一、精准医学

(一)精准医学的定义

2015 年原美国总统奥巴马在美国国会咨文中提出了精准医学(Precision medicine)的规划,美国国立卫生研究院(NIH)对精准医学的解释是一种考虑个体基因、环境和生活方式的差异,根据差异的特性预防和治疗疾病的医疗模式。精准医学试图通过对分子、环境和行为因素的更精准测量来重新定义我们对疾病的发病原、进展、治疗反应和治疗结果的理解,从而为个人健康和治疗疾病做出贡献。精准医学在传统考虑个体差异的基础上,对这一理念进行了更广泛应用,将生物技术、计算机信息技术结合在医学实践中,利用蛋白质组学、代谢组学、基因组学等技术对个体特征进行描述,通过计算工具进行数据分析,建立大规模生物样本库,最终为指导临床实践提供所需的数据信息。①精准医学对疾病机理进行分子观测,改变传统医学大多数情况下只能对已经存在的疾病进行延迟干预的方法,可以在疾病症状产生之前,通过基因检测预测出一些疾病的风险,并采取适当的预防手段,帮助(潜在)患者预防疾病的发生,将传统反应性疾病治疗的医学方法转为主动预防。精准医学所计划的新医疗实践寻求在合适的时间为合适的人提供正确的治疗。

基因组学数据可以预测药物的反应,使治疗更有针对性,并帮助我们在特殊情况下选择更有益的治疗,而传统医学只能在整体上进行改进。人们希望,治疗处方可以针对个人的基因型,以更准确的处方取代目前"一刀切"的药物开发和使用模式。尽早发现那些因基因型而不能从特定治疗中受益的患者,大大减少药物的不良反应。传统医学大多数情况只能进行延迟干预,而基因检测可以帮助患者预防疾病的发生。

精准医学根据基因组学和蛋白质组学所提供的新信息,结合计算机信息分析技术,旨在为个人调整诊疗处方和药物剂量。首先,生物标志物(基因、蛋白质等)的发现有助于实现改进诊断方法的目标,并为早期发现某些疾病提供可能性。其次,药物基因组学和药物蛋白质组学技术的进步,对个人输送药物的反应进行研究,精确了药物处方和剂量。最后,精准医学对新技术的运用有利于预测预后的复发(例如癌症)或疾病进展情况。

(二)精准医学的目标

精准医学规划包含以下两个目标:短期目标和长期目标。短期目

---

①李雷,郎景和.精准医学[J].国际妇产科学杂志,2016,43(04):365-376.

标为当前治疗复杂、治疗周期漫长、治疗过程副作用较大的病症寻找更优解决方式，为个人及其家庭成员的身体健康获取个体化信息。精准医学在目前癌症治疗的基础上正不断丰富和完善预防、诊断及有效治疗的方法。加速精准医学在其他领域的应用，为人类健康提供全面的疾病知识是精准医学规划的长期目标。精准医学除了上述对重症疾病的积极作用外，其长期目标在于激励科学家创新医疗手段，包括利用分子信息、遗传信息、细胞信息、个人行为、环境参数等检测和分析生物医学信息。这些设想需要生物医学家、医务工作者、计算机信息工作者、病人群体和其他所有人员的共同努力，为精准医学研究提供足够的资源、雄厚的实力、持续的时间和精力，创新科学和医学，实现精确医学的全部潜力。

二、精准医学带来医务社会工作的发展

精准医学的发展意味着面对疾病有了新的研究、诊断、治疗的方法，这也间接带动了医务社会工作的发展，以适应医疗相关工作的变化。那么首先需要了解的就是精准医学给现代医学的发展带来了哪些新变化。

（一）精准医学调整流行病学科学原理

精准医学在流行病学学科上的应用，推进了流行病学学科的发展进程，将流行病学演变成为具有系统性的学科。例如，经流行病学研究后得出，个体引发肺癌的主要危险因素是吸烟。吸烟与肺癌二者的联系虽经传统流行病学研究发现后证实，但并未深入研究吸烟引发肺癌的发病机制。因此，在为流行病学还未形成系统性的理念时，又可唤为"黑箱"流行病学，系统流行病学的形成很大程度上取决于组学技术的发展，借助组学技术诠释暴露因素和疾病风险二者的生物学原理。

（二）精准医学资源可提高疾病风险预测的准确性

精准医学所具有的高精确度的技术手段，可为疾病风险预测提供便利，能够有效检测出个体中潜在的疾病，并为其制定合适的疾病干

预以及控制措施。经有关研究发现,例如在冠心病、糖尿病等这类慢性疾病的风险预测上,可通过危险因素的分析得出该疾病的可能发病时间。例如在心脏研究中,通过对一般危险因素进行研究后发现,2型糖尿病患者原始AUC值为0.856,但经基因评分结果以及代谢组学数据分析得出,AUC值增至0.880,说明在精准医学的技术支持下,能够提高疾病风险预测的准确度。

(三)利用低价格的基因测序技术,普及基因筛查

随着基因检验技术应用范围的扩大,使得该项技术用于疾病预防的作用越发显著,基因检测已成为疾病的有效预防办法。例如,著名女星安吉丽娜·朱莉知道母亲是由于乳腺癌过世后,便通过基因筛查了解到自身基因中携带有BRCAI基因,自己也有很大可能罹患乳腺癌。这项筛查结果表明,个体可通过基因筛查技术,提高疾病的预防作用。尽早发现潜在的致病基因,将病情控制在可控范围内,有助于提高临场治疗效果。

(四)精准医学推进了靶向治疗进程

精准医学在临床上的诊断以及主要治疗方法,都体现在遗传因素、药物基因组学以及癌症的靶向治疗上。其中,遗传因素主要集中于罕见疾病的基因诊断,药物基因组学是建立在分析患者的基因组学数据上,并以此选择与患者疾病相适宜的治疗办法,期望取得显著治疗效果以及较低的不良反应。癌症的靶向治疗,就是依据基因组学数据分析结果,为癌症的靶向治疗提供较为准确的治疗依据,以延长患者的生存时间。

精准医学除了以上几点在医务社会工作的应用外,还包括了在疾病的早期诊断、早期干预、基因筛查等领域的应用。医务社会工作的发展需要借助精准医学的技术,提高个体研究以及疾病预防办法,利用政策、法律等外部条件来克服社会公众健康存在的难题,以实现社会健康的全面、健康发展。

第七节　人工智能视域下的医务社会工作发展趋势

将人工智能引入医务社会工作领域的设想由来已久,而伴随近20年计算机算法的成熟以及信息处理能力的飞跃,人工智能诊疗系统和人机协同手术设备的研发和应用取得了突破,打通了构建崭新的医务社会工作模式的道路。

一、医务社会工作领域中的人工智能技术

人工智能概念的提出已经有近70年的历史,并且在整个计算机技术发展过程中,科研人员都在探索利用其数据处理优势取代人脑进行分析和决策,赋予计算机系统自主学习和进化的能力。但是囿于模型构建、算法应用不够完善和信息资源来源不足,人工智能研发应用的进程并不顺利。但是随着近二十几年信息技术不断取得突破以及互联网的应用,让长时间仅有理论可能性的各种构想不断地成为现实。互联网的信息资源开放性为构建智能医务社会工作系统的数据库提供了足够的资源,各地医务社工机构的诊疗案例、医学专著和学术研究资料等能够实现共享,并且不断地充实智能化诊疗系统数据库①,从而使得系统基于强大到人类难以望其项背的学习效率,实时提升诊疗经验和能力。目前基于云计算与数据分析技术的智能化诊疗系统,可以在不到20秒的时间学习几千种医学著作和数十种治疗方案,从而拥有人类无法比拟的医学专业知识。所以应用了人工智能技术的计算机系统具有自主学习和升级的能力,基于人工智能技术研发的诊疗系统和人机协同手术设备等,能够具备优秀医务工作者和专家的医务社会工作水平,并且在应用于医务社会工作时可以基于强大的数据处理能力极快地作出精准判断。这不仅能够部分代替专业性极

①薛镭,刘旺.人工智能对医疗服务的机遇和发展展望[J].商讯,2019(10):173.

强的医务工作者的角色,还能提升医务社会工作的效率和总体水平。

二、人工智能技术支持下医务社会工作的发展

人工智能在医务社会工作领域的应用价值不仅体现在传统服务模式下的诊疗环节,在服务对象的信息管理和就医指导、优化医务社会工作机构的资源配置和服务流程等方面,也可以开拓出崭新的局面。

(一)帮助病人进行就诊前自我健康状况的初步分析评估

现代临床医学的快速发展,医院科室设置越分越细,内科、外科等学科下面分成很多亚专科,病人对各医院的科室具体治什么病,自己该去哪个科室挂号看病很难弄清楚。互联网快速发展和普及,已经逐步改变了人们的就医习惯。

2017年11月9日,健康报移动健康研究院发布的《2017全国医院互联网影响力排行榜》等相关研究报告指出,随着互联网的深入发展,患者就医过程已发生明显变化,有超过6成的患者就诊前进行网上查询,患者求医的第一站是互联网已渐成主流。医疗人工智能的快速发展,将有望实现将所有的医疗知识和经验汇聚在一个超级机器人医生身上。借助移动互联技术,人们生病后,可以通过移动终端访问超级机器人医生,通过视频、语音互动等方式,向机器人医生询问自己可能得了什么病,是否需要到医院就医,该找什么样的医院以及何种类型的医生就诊。病人也有可能在机器人医生的指导下开展相关检查,进一步评估自身的健康状况以及了解是否需要做进一步的健康检查和医疗处理等。有了超级机器人医生的帮助,人们将能更好地进行自我健康管理。

(二)帮助医务人员管理病人信息和提升服务水平

相比人的学习速度和成本,人工智能可以极大地提高人的工作效率,更好地处理数据和文字。现在已知的疾病有一万多种,对这一万多种疾病怎么更标准化、更高效地判断其变化和检查结果,是一个重

大问题。但有了人工智能,这些都将成为可能。人工智能可以高效、精准整合医学检验数据,让人人都有自己的电子健康档案,利用标准化、云平台等技术手段形成健康数据。在此基础上,可以进一步挖掘数据,突破智能感知认知、知识的引擎与知识的服务、机器的学习等技术,从而帮助医务人员更好地掌握病人个体化、差异化的信息,做好辅助诊疗工作。人工智能在帮助医务人员管理病人信息的同时,通过智能工具的分析、整理和归纳,能从群体和个体双重角度总结出疾病预防、诊断、治疗和康复的规律,供医务人员学习和参考,无形中提升医务人员的业务水平。

(三)帮助工作人员引导和管理病人就医

随着医疗人工智能的发展,通过病人提前与医疗机器人或区域内的医疗机器人互动,能使医务人员对即将到来的就医人员结构和构成有提前的感知,通过人工智能算法优化,能更好地优化就医病人的接待和安排。同时,借助人工智能对病人就医数据分析,可以优化医务社会工作结构和流程,更好地引导和管理病人就医,不断提高医务社会工作效率和质量。

(四)缓解医务社工人力资源紧张局面

造成当前我国"看病难""看病贵"的原因之一是我国医务社会工作人力资源总体上不足,尤其是优质医疗人力资源欠缺。有了医疗人工智能的帮助,能提升医务社会工作的效率和质量。通过远程人工智能医疗方案,不仅能解决偏远地区看病就医问题,即便是在发达的城市如北京、上海、广州等,通过医疗人工智能系统,当地居民也能预先与医疗机构和医务人员联系和沟通,能大大提高看病就医的效率,提高医务社会工作人力资源的使用效率。在常见病、多发病和慢性疾病复诊、随访等方面,大量的工作可以由医疗机器人协助完成或独自完成。这样既能大大提高现有人力资源的使用效率,也能降低对人力资源的总体需求,将使我国目前面临的医务社会工作人力资源紧张局面得到缓解。

(五)重构医务社会工作模式

在传统的医务社会工作模式下,一个人如果觉得自己不舒服,感觉自己生病了,会到医疗机构寻求帮助,在症状缓解、治愈或不治等情况下再离开医疗机构,重新回归社会和家庭。这种医务社会工作模式主要围绕实体性的医疗机构开展,所有的患者信息、医务社会工作、药品供应、医疗检查都在某一个特定区域开展,医患双方的交流与互动也是点对点进行,医疗机构和医务人员处于依患者请求而被动开展诊疗行为的状态。

随着医疗人工智能技术的发展和相关配套政策的完善,将来的医务社会工作模式会发生重大变化。在医疗人工智能技术和平台的支持下,人们可能还没有感觉到不舒服时,通过智能的可移动终端和可穿戴设备等的监测,医务工作人员就能主动发现健康状况异常的个体和人群,提前给予健康风险提示和健康改进或医疗措施建议。对于初次发病的患者,首先想到的可能不是到某一地点的某个具体医疗机构寻找某个或某些医务人员的帮助,而是通过智能移动端对医疗人工智能系统或平台进行访问,与医疗人工智能系统的互动对自己的健康状况进行预评估。根据预评估结果自助开展相关检查或到专业检查机构进行相关检查,再决定是自己进行简单处理还是需要到某个特定医疗机构寻求进一步的医疗帮助。这种寻求医疗帮助的行为也会在医疗人工智能系统的引导或参谋下进行,特定医疗机构可能不是一所医疗机构,而是一组或一群相关的医疗机构和医务人员。当然,在不涉及个人隐私侵权的情况下,患者还可能和相关疾病的社会组织和病人群体取得联系,了解相关信息,获得他们信息、技术和心理层面的支持。在这种医务社会工作模式下,医务社会工作的提供对某一固定区域的实体性医疗机构的依赖程度大大降低,对虚拟的医疗人工智能系统医疗依赖程度会越来越高。

第四章 医务社会工作在社区中的服务模式

第一节 我国现行医务社会工作的实务模式

医务社会工作实务是医务社会工作者在医院、医疗机构和医疗照顾处境中从事的专业服务活动。医务社会工作实务模式是医务社会工作者在医疗机构和医疗照顾处境中,就某些领域或某类病人社会服务形成的一套相对规范化的专业服务模式、服务流程和工作方法。当前,医务社会工作在我国尚处于起步阶段,由于文化、历史、经济等背景不同,我们不可能照搬西方的医务社会工作模式,因此,探索总结出具有中国特色的医务社会工作实务模式对促进医务社会工作本土化发展具有重要意义。

一、我国医务社会工作实务模式

(一)当前我国医务社会工作几种实务模式

自2000年上海浦东新区东方医院、北京朝阳医院设立医务社会工作部以来,我国北京、上海、深圳等发达城市大型医院相继设立医务社会工作部,开展医务社会工作。其中,北京协和医院、博爱医院、朝阳医院,上海东方医院、上海儿童医学中心,深圳北京大学深圳医院等在医务社会工作实务方面结合当地社会发展现状和医院特点做了有益尝试,形成了各具特色的服务模式,基本覆盖了我国当前医务社会工作的实务模式。以下通过查阅文献、实地探访医院、与医院医务社会工作者交谈等方式,试对当前医务社会工作实务模式进行归纳总结和比较研究。

1.历史渊源模式

此模式以北京协和医院和上海儿童医学中心为代表。医院的建立及发展与西方教会、慈善基金会有着密切关联,受西方医务社会工作理念影响较大,较多地借鉴西方模式。

1921年,美国石油钢铁大王洛克菲勒设立基金会全额投资成立北京协和医院,同年美籍医务社会工作者蒲爱德女士被派往北京协和医院,创建医务社会服务部,开展医疗救助、家庭随访和各类社会服务。2007年初,北京协和医院恢复社会工作部,主要开展三方面工作:①加强医患沟通,增进医患理解,帮助病人克服困难,开展心理社会服务,接受并贯彻医师制定的诊疗计划,促进医院外环境和谐。②关心本院医务人员的身心健康,辅助开展医学伦理和人文素质教育,协助医院行政管理,促进医院内环境和谐。③改善医院就诊环境和流程,开展相关社区医疗服务,调整医院与外界的联系与沟通,获得社会支持、信任与捐助,建立医院良好的社会形象。

上海儿童医学中心于1998年由美国HOPE基金会与上海市政府合作建立,HOPE基金会出资资助医院的设备和人员培训,医学中心1/2以上的医务人员接受了海外(美国、加拿大、以色列等)培训,深受西方医务社会服务思想的影响。2004年,该中心成立社会工作部,医护人员与社会工作者密切合作转介病儿,以病房和病人为基础开展以下工作:①处理患儿及其家属的社会问题。②增强患儿及其家属对医院环境的适应性。③处理患儿及其家属与医疗单位的关系。④融合社会工作理念,提供员工继续教育培训方案。⑤参与推进社区健康教育。⑥充分运用社会资源,积极筹集慈善基金,救助困难儿童,平均每年救助金额达300万元到400万元。⑦接受社工专业学生实习,开展带教及实习督导。

2.社会工作推进模式

该模式以上海东方医院为典型。1990年以来,上海市政府努力创新社会管理模式,大力发展社会服务,推进社会工作职业化和专业化发展。在浦东新区主要领导的推动下,2000年5月东方医院在我国率先成立了社会工作部,设置专职工作人员,部门主任获得香港大学社会工作硕士学位,其余人员经专业培训并考核合格。社会工作部自成立以来主要开展了以下工作:①病房探访,从新入院病员、开展大手术大检查前病员中筛选个案工作对象,协调处理患者的心理、人际关系问题。②组建病友互助小组,开展小组工作,为患者及其家属提供心理支援。③开展社区健康教育。④募集管理"爱心基金",对院内弱势患者开展医疗救助。⑤义工招募、组织服务。⑥接受社工专业学生实习,开展带教及实习督导。⑦开展医务社会工作研究,并开展国内和国际交流。

3.公共关系管理模式

该模式以北京大学深圳医院为典型。针对医院公共关系方面存在的薄弱环节,2001年该院设立公共关系科,2002年6月改为社会工作部,实行医院公共关系集中管理,服务临床,树立医院良好的公众形象,营造宽松的工作环境。社会工作部开展的工作有:①医疗投诉与医疗纠纷的协调和处理。②沟通协调医院外环境。③医院职工法律知识培训,促进依法行医。④医疗服务程序监管,建立个人诚信档案。⑤收集社会对医院建设和医疗服务的意见和建议,反馈给有关科室并提出指导性改进意见和措施。

4.医患纠纷处理模式

该模式以北京朝阳医院为典型。2000年10月,北京朝阳医院成立了社会工作部,主要职责是化解医患矛盾、减少医疗纠纷,主要开展四方面的工作:①规范医疗投诉接待和处理流程,处理医患纠纷。②开展全方位病人满意度调查,为患者提供人文服务平台。③开展职工法律法规培训,推进依法行医。④将医疗质量和安全管理中发现的问题及时反馈给相关部门,并提出改进意见。

5.康复医学模式

该模式以中国康复研究中心(首都医科大学附属博爱医院)为代表,主要应用于康复医疗机构。在中残联的支持下,1988年10月,中国康复研究中心成立之时即设立了"社会康复研究室",1989年3月,正式对外接待门诊病人,由经过社会工作专业培训的医护人员为残疾人提供社会康复服务,主要内容有:①门诊咨询,包括法律政策咨询、残疾人家庭关系调适等。②社区康复辅导。③残障者居室的无障碍改造、特殊用品用具配置。④接收并督导社工系学生实习。⑤参与社会工作研究与教学。

(二)几种医务社会工作实务模式的比较

比照国际惯例,我国现行的五种医务社会工作实务模式反映了现阶段我国医务社会工作早期发展的状况。

1.社会服务的内容

目前国际上医院医务社会工作者主要开展了十大工作:①从事病人的社会心理和健康需要评估,开展健康教育。②协助病人、家属适应医院环境和医疗服务流程。③为病人、家属提供社会支持和福利服务。④协调医患之间的有效沟通,预防和减少医疗纠纷。⑤为弱势、劣势群体和所有需要帮助的病人、家属提供医疗救助,满足其基本医疗需要。⑥制订、实施出院计划,减少病人住院时间,降低医疗服务成本,为病人和家属提供连续性服务,建立以医院为基础的医疗照顾和以家庭为基础的社区康复服务的连续谱。⑦为病人、家属提供社会支持和家庭福利服务,解决病人因疾病导致的各种社会问题。⑧开展社区工作,组织社区募捐,从事资源管理,参与医院内部管理和医院外部公共关系事务。⑨开展医院内部的危机干预和突发公共卫生事件处理。⑩从事医院社会工作教学实践、实习督导、科学研究、政策倡导和专业组织发展等方面的工作。

我国现行五种实务模式开展的工作综合起来基本涵盖了国际上医院医务社会工作的主要内容。历史渊源模式、社会工作推动模式开展的社会服务内容较为全面,与国际基本接轨;公共关系管理模式主要侧重医院公共关系的集中管理,营造和谐的内外工作环境;医患纠纷处理模式重点在医患纠纷的处理,提高患者满意度;康复医学模式是一种将医务社会工作与残障社会工作结合,为残疾人提供的专业服务模式。

2.医务社会工作者的专业背景

在五种实务模式中,医务社会工作者的专业背景存在共性,即医学背景浓厚,绝大多数为医、技、护人员转岗而来,且护理人员居多,社会学专业背景人员极少。在历史渊源模式和社会工作推动模式的医务社会工作者中,有部分社会工作专业毕业生;在医学背景基础上参加社会工作学专业学习并获得MSW(社会工作硕士学位)者已成为社会工作部门的领头人,其余人员也全部经过社会工作专业培训。另外,在开展社会工作专业实习生带教和实习督导的实务模式中医务社会工作者的社会工作专业知识较为全面。

3.开展服务的工作方法

在各种模式中开展服务的工作方法与医务社会工作者社会工作专业功底的深厚程度密切相关,在历史渊源、社会工作推动和康复医学三种模式开展的服务中,医务社会工作人员多能正确采用社会工作的专业手段和基本技巧,通过个案工作、小组工作、社区工作、社会工作行政方法开展社会工作服务,弥补了医护人员临床诊疗服务以外的"非临床诊疗性"服务的空缺。

4.可推广性

历史渊源模式的服务内容虽较为全面,工作方法与手段也较专业,但其历史渊源和人员国外受训而形成的国外医务社会工作服务理念不可简单复制。社会工作推进模式是在我国工业化、城镇化发展到一定阶段,社会问题日益凸显,专业社会服务需求客观形成的情况下产生的。该模式是在积极借鉴国外医务社会服务实务经验的基础上,初步探索本土发展的适宜模式,是目前我国发展医务社会工作的最具前途的模式。[①]公共关系管理模式和医患关系处理模式,源自医院在解决当前宏观社会背景下形成的突出医疗问题的过程中,"不知不觉"开展了属于医务社会工作的内容,专业的社会工作理念和工作方法较为欠缺,需要加以改造或完善。康复医学模式是在医疗机构开展的以残障社会工作为主、结合部分医务社会工作形成的一种服务模式,在残障康复机构具有一定的可推广性。

(三)我国医务社会工作实务模式的启示

1.医院是当前医务社会工作最主要的领域

与欧美医务社会工作实务发展的基本规律一样,我国现代医务社会工作也最先出现在医院。随着我国社会的发展和进步,日益突出的社会矛盾也在医院中体现出来,由社会矛盾引起的健康问题对医院以生物医学模式为基础的服务提出了新的挑战。医院在负责医治病人的躯体疾病的同时,越来越不能忽视病人的社会、心理问题,这为社会工作介入医院,填补空缺创造了客观条件。医院将是我国医务社会工作最基础、最主要,也是最核心的服务领域。

2.化解医患纠纷是当前医务社会工作的最佳介入点

病人的经济负担增加、医护人员没有安全感、社会经济成本增大,这是目前我国医患之间出现结构性紧张状态带来的后果。如何预防和减少医疗纠纷,改善医疗服务质量,提高病人满意度,增加医疗服务的人性化和人文关怀色彩已成为当务之急。医务社会工作应以此为介入点,充分发挥医务社会工作的优势,提高社会和医院内部的医务社会工作的认可度,推动医务社会工作的本土化发展。

---

①李娟. 我国医务社会工作发展模式比较研究[J]. 中国卫生事业管理,2016,33(05):391-393.

3.当前医务社会工作实务发展急需建立制度体系

当前我国各种医务社会工作实务模式的发展都遇到了瓶颈,由于我国尚未建立完善的医务社会工作制度体系,医务社会工作实务发展缺乏相关的政策法规的支持,开展医务社会工作的医疗机构感到孤立无援,急切需要在国家层面建立我国医务社会工作制度体系,规范医务社会工作教育培训、执业准入、岗位设置、职称薪酬、专业服务机构的监督管理等,为医务社会工作的良性发展提供政策支撑。

4.大力探索中国特色的医务社会工作实务模式

虽然西方发达国家已建立起比较成熟的医务社会工作实务模式,但中国的宏观社会环境、历史文化传统、社会结构与社会组织体系、制度安排与政策模式,包括卫生保健体系等均不同于西方发达国家。因此,应根据我国国情和社会发展阶段,借鉴西方成功经验,加大探索力度,建立具有中国特色的医务社会工作实务模式,以推进我国医务社会工作制度建设,深化医药卫生体制改革,实现公平、高效的卫生政策目标。

二、当前我国医务社会工作的主要实务领域与实务内容

医务社会工作的实务领域是指社会工作者可以介入并提供专业服务的潜在、可能的范围,其范围主要取决于特定的医疗卫生制度框架和医疗卫生服务体系的构成。

医务社会工作的实务内容主要指社会工作在既定的制度框架中,具体实施的专业服务内容,简言之是指医务社工实际能够做什么、在做什么、做多少以及优先处理的范畴。在现实操作层面,医务社会工作服务内容涵盖以下几方面:健康需求评估、高危人群筛查、健康教育与健康促进、患者及其家属的情绪疏导和心理关护、协助病人适应医院和医疗环境、改善就医环境、加强医患沟通、组织病人自助互助小组和娱乐活动、对困难患者提供医疗救助、社会支持和家庭福利服务、组织开展志愿服务和社区服务等。

现阶段全国尚无统一的政策法规来界定医务社会工作实务领域与服务内容,医院根据自身实际情况及对医务社会工作的理解来界定和实践工作范围和服务内容,具有明显的地域差异。概括来讲,现有的医务社会工作侧重于在医院内开展,公共卫生领域、社区卫生服务中心等非临床医疗服务领域中则相对有限;在服务内容上,侧重于健康需求评估、医院环境适应、社会支持、医疗纠纷处理及医患沟通改善等,为患者、家属提供连续性社会支持、医疗救助、健康促进等服务相对弱化。一些研究也指出现阶段我国医务社会工作职责范围与护士工作范围与内容存在重叠交叉现象,许多医院的社会工作人员主要由医务管理人员、公共卫生人员或者护士等转岗而来,这反映了医务社会工作实务发展初期职能边界的模糊性。

三、我国医务社会工作实务模式发展现状

21世纪以来,全国各地陆续出现不同形式的医务社会工作实践。据2012年的一项不完全统计,我国有21家医院成立了社工部。根据民政部社会工作网和中国社会工作联合会官方网站数据,截至2015年11月底,全国有13 632家医疗机构开展社工服务,19 195家医疗机构开展志愿者服务。除去广东、上海等省市医务社会工作实务发展较快,成为医务社会工作亮点之外,北京、浙江、江苏、山东、四川、重庆等地也陆续开展了医务社会工作尝试。总体而言,医务社会工作在我国处于起步阶段,各地发展状况极不均衡,各地医务社会工作实务发展模式呈现多样化与差异化状况,各式各样的发展类型并存共生,展示中国医务社会工作实务发展的多样化、层次化。

(一)上海医务社会工作实务发展现状

上海医务社工因其制度化、专业化、团队化,在国内可奉为医务社会工作实践的典范。自2000年起,上海在我国大陆成立了第一家医务社会工作部(上海东方医院),建立了第一个省级医务社工学术组织(上海市医学会医务社会工作学分会),制定了第一份推动医务社工人

才队伍建设的专门性文件(《关于推进医务社会工作人才队伍建设的实施意见(试行)》)。尤其是《意见》的出台,首次明确了上海市建设专业化、职业化的医务社会工作人才队伍的工作目标、工作方法和工作措施。统计数据显示,截至2015年年底,上海有152家医疗机构试点开展医务社会工作,覆盖17个区县,其中上海市综合性医院和儿科、精神科、肿瘤科等专科医院设置医务社会工作岗位,全市在岗医务社会工作总量达到400~500名,医务社会工作持证上岗率达到100%,东方医院、儿童医学中心、精神卫生中心3家单位荣获全国社会工作示范单位。虽然上海医务社会工作走在全国前列,但到2015年年底,设立独立社工部门的医院仅43家,专职医务社工仅111名(不含兼职)。

(二)广东医务社会工作实务发展现状

广东省医务社会工作自2006年在江门市康复医院试点到现在已有十余年。2007年深圳市开始探索开展医务社会工作服务,2008年深圳市民政局创造性地运用政府购买服务方式,为6所医疗机构配备8名专业医务社工,深圳市的医务社会工作实务开始逐渐形成,专业医务社工、社会工作干预方案、专业实务研究、医务社会工作实务模式探索等显著增多。在深圳引领下,广州、东莞、惠州、佛山、韶关、中山等地陆续开启医务社会工作服务。民政部社会工作网统计数据显示,到2015年,深圳市共有48家医院配备有医务社会工作者,医务社会工作者达到114名。据广东省医社工专委会调研,到2015年7月,广东全省医务社会工作项目共计109个,医务社会工作者300余人,除去深圳的114名医务社会工作者,其余大部分专业社工都分布在广州、东莞、佛山、江门。

(三)北京医务社会工作实务发展现状

北京的医务社会工作之路在20世纪90年代初就已起步,中国康复研究中心附属北京博爱医院就成为中国社工教育协会的社会工作者实习基地。但医务社工的北上之路在很长一段时间内止步于此。2009年4月,北京大学人民医院在卫生部医政司志愿服务试点工作的指导下,正式启动志愿服务相关工作,成立医务社会工作暨志愿服务工作部,在与国际接轨的高度上,专业化地开展医务志愿服务和医务社会工作。2012年宣武医院整合相关部门的职能,成立了医务社会工作部,并于同年6月1日起正式运行。2015年,北京市社会工作师遴选22名学员参加精神卫生社会工作培训,组建全市首支精神卫生专业社工队伍。但北京市医务社工的尝试始终以医院个体为单位缓慢推进着,其推进效率和主动性很大程度上取决于医院内部领导层面及医护人员对医务社工价值和作用的认同。

(四)浙江省医务社会工作实务发展现状

浙江的杭州、嘉兴、平湖、瑞安等地自2012年开始试点开展医务社会工作项目,总体推进速度比较缓慢。值得一提的是浙江省瑞安市,2014年6月,瑞安市卫生和计划生育局在全省乃至全国首设"社会工作办公室",之后注册成立市卫生系统社会工作(社会工作者)与志愿服务(义工)协会,在制度与政策保障方面,相继出台了《瑞安市卫生系统社会工作与志愿服务实施意见》《卫生志愿服务管理办法》等一系列文件,加强了"社工+义工"双工模式的制度化管理建设,瑞安市医务社会工作实务发展迅速而且规范,成为全国医务社会工作示范城市。

(五)四川医务社会发展工作

2008年之前,四川医务社会工作就初具雏形,当时的医务社会工作以志愿者服务和病患救助为表现形式。2008年汶川地震后,为了支援灾区,各地社工专家、高校社会工作老师相继来川开展多元化服务,本土的医务社会工作就此萌芽。地震期间,由专家带领开展的个案工作、小组工作、社区工作服务及行政工作为四川本土医务社会工作做出良好示范。地震后,两岸三地的一些慈善机构和社会组织继续支援四川省人民医院、成都市第二人民医院等医院开展医务社会工作,工作内容主要为地震伤员提供援助性服务、支持性服务。2011年香港特区红十字会同成都市第二人民医院进行合作开展一站式多元化服务,服务中包含了医务社工工作。2012年以后,海峡两岸及沿海地区的支援团队相继撤离,本土医务社工逐渐成长起来。2014年8月新都区红十字会在区内进行多方协调后,以红十字会项目形式在新都区中医院开展了成都市首个区级医务社工试点服务项目。2015年,四川省医院协会医院社会工作暨志愿服务工作委员会成立,这标志着四川省医务社工的行业体系逐渐搭建起来。2016年成都市锦江区妇幼保健院通过搭建"医护人员＋医务社工＋心理咨询师"的多元合作团队,开展系统的医务社会工作服务,成为首个独立出资购买医务社工项目的医院。同年,成都市卫计委对医务社会工作实务发展现状进行调研,与此同时,在成都市新都区红十字会和新都区卫生和计划生育委员会的支持下,新都区五家公立医院开始全面推行医务社工项目购买。总体而言,四川的医务社会工作通过基金会支持、慈善总会支持、医院内部设置、政府购买等模式逐渐推进,全省医务社工总人数较2014显著上升,且呈现继续上升趋势。

(六)大陆其他区域医务社会工作现状

相较上海、广东、北京、浙江等地,全国其他地区的医务社会工作则零星分散的多,许多地区尚处于试点阶段,发展水平也处于初级阶段。天津、江苏、重庆、山东、海南等地也于近年试点探索开展医务社会工作项目。

第二节　医务社会工作的引入与服务模式的提出

2009年3月17日中共中央国务院在《关于深化医药卫生体制改革的意见》中指出,要完善以社区卫生服务为基础的新型城市医疗卫生服务体系,要加快建设以社区卫生服务中心为主体的城市社区卫生服务网络,完善服务功能,以维护社区居民健康为中心,提供疾病预防控制等公共卫生服务、一般常见病及多发病的初级诊疗服务、慢性病管理和康复服务。意见还要求转变社区卫生服务模式，不断提高服务水平，坚持主动服务、上门服务，逐步承担起居民健康"守门人"的职责。同时，意见中也提出，要完善医疗执业保险，开展医务社会工作，完善医疗纠纷处理机制，增进医患沟通。可见，在政策层面上已经将医务社会工作纳入了医药体制改革之中，并且认可医务社会工作在完善医疗纠纷处理机制和增进医患沟通方面能起到重要的作用。

同时，国内社会工作也在迅速发展，2006年10月党的十六届六中全会明确提出要"建立宏大的社会工作人才队伍"，大力加强社会工作人才队伍建设，社会工作的发展得到了更多的重视。民政工作更是明确指出要从课题研究、专业培训、岗位设置、职业制度建设入手，加快制定以培养、评价、使用、激励为主要内容的社会工作职业政策和保障措施。[①]而医务社会工作作为社会工作的重要实务实践方向之一，能够向病人提供心理和社会等方面的服务，同时也能加强医患沟通，与现代社会所追求的和谐医患关系不谋而合。

正是在这样的医药体制改革与社会工作全面发展的背景下，将社区卫生服务站服务所辐射的社区作为研究现场和平台，尝试将医务社会工作引入社区卫生服务中，探索医务社会工作服务与社区卫生服务的整合发展路径变得很有必要。

本节通过对现有社区卫生服务站各项功能发挥的现状进行调查，收集相关资料，使用结构功能理论进行相关功能分析，寻找社区卫生服务在功能发挥上存在的不足；然后立足于基层社区卫生服务站的现状，结合当前医疗环境与医务社区工作的实践讨论通过医务社会工作的方法来弥补社区卫生服务结构功能上的缺失，探索社区卫生服务中医务社会工作的服务模式。

①刘岚.我国医务社会工作制度框架及政策研究[D].武汉:华中科技大学,2011.

一、社区卫生服务站的"进化"过程分析

(一)社区卫生服务站功能缺失引起系统"进化"

通过调查发现,社区卫生服务站所提供的服务与政府政策对基层社区卫生服务的要求及功能设定、社区居民的需求之间并不对接,社区站并没有能够实现承接政策设定、满足居民的健康需求。

政府对基层卫生服务做出了基本的功能设定,即"预防、医疗、保健、康复、健康教育、计划生育"六位一体的功能,同时应该明确,并不是仅从字面上来分析这六项功能即可,而是要立足于基本的医疗服务,强化并拓展社区公共卫生服务功能。针对政府的"六位一体"功能,社区站都设了相应的服务措施来对应,但是社区站除了将医疗功能作为其重点以外,采用个别咨询和讲座的方式来实现预防、保健、康复、健康教育、计划生育的这些功能。这里就能很明显地看出,一种措施方法来对应多种功能,使用的方法单一、粗糙,服务的效果不佳,计划生育柜基本没有使用过,健康档案存在内容不完整、不全面的情况。可以说,这样的服务并没有实现政府设定"六位一体"功能的初衷。

而在政府政策指导下,社区居民对社区的卫生健康服务提出了更为细致的要求,在接受社区站医疗服务以外,认可社区站的医护人员细致耐心的互动方式,能体谅他们的工作繁忙和人员配备不足,一些常去卫生站的居民与社区站的医护人员建立了良好且信任的关系。同时,社区居民对于健康知识的需求、对一些咨询服务、人文关怀等多方面的需求也有了一定的要求。有社区站医护人员提出根据上级卫生部门的要求,社区站平均一季度一次与社区居委会合作,会有一个健康讲座;但在询问一些与社区站建立良好关系的社区居民时,大家普遍表示没有参加过什么讲座,对社区站有这样的服务并不知情。这反映出了社区站这些服务的开展并没有很好地考虑服务对象的受众面、服务的效果评估等,其工作开展也只能是应付上级的任务,而没有真正给社区居民带来更多的提升和改变。现有服务基本上没有涉及

社区居民心理和社会层面的健康,没有能够回应社区居民的这方面需求。在"全人健康"的理念下,社区站服务是缺失的。

六位一体的功能是政府从市民的健康卫生基本状况层面出发所提出的,这些功能通过何种方式来实现、如何实现,这些都是基层的社区卫生服务中心在实践过程中需要结合自身实际情况、结合社区居民的需求来设计相应的服务,以期通过这样的细化来调整和实现政府设置和居民需求。因此,可以说社区站的服务功能缺失,其提供的服务不对接上下两部分,既没有满足政府的功能设定,也没有满足社区居民的需求,社区站必然进入一个系统"进化"的过程中,来促使其回应两方要求。

(二)社区卫生服务站"进化"的必要性

帕森斯的结构—功能分析理论可以帮助我们重新审视现有社区卫生服务应该做的改变,探讨社区卫生服务站"进化"的必要性。

社区卫生服务站所辐射的社区范围可以作为一个有机体系统,其中包含着诸多相互依存的子系统,如社区居委会、社区里的学校、社区服务中心、市民学校、老年活动中心、青少年宫、文体团队等,社区卫生服务站也是其中一个子系统,这些子系统彼此分工,各自发挥着其特定的教育、服务、管理等功能,能够相互依存又相互制约,维持一个整合的、平衡的、稳定的社区系统存在。

每个系统及其子系统都有适应(A)、目标获取(G)、整合(I)、模式维持(L)这四个功能部分,即可以用AGIL功能分析范式来分析系统是否具备满足一般功能需求的子系统。下面将社区卫生服务站这个子系统内部的功能作为分析主体来进行AGIL分析。

首先,适应功能主要体现在从外部获取所需资源的手段,即随着社会的不断变化进行自身的及时调整,获取相应系统运作所需的资源。而社区站作为社区医疗卫生服务体系中的底端,主要是在国家政策引导下来提供服务,主动从社会中获取资源的手段和能力有限,较少根据社会状况的发展来进行自主的调整,其适应能力也与政策密切相关,自主能力较弱。其次,目标获取功能是指系统所具有的目标,且有能力实现系统的目标。政府对社区站有明确的目标设定,社区居民需求导向下对社区站的服务有一定的目标期望,而社区站在对自己目标设定时则是采用了政策的定义,并没有结合本辖区内的社区居民来做服务的完善和调整,因而在目标获取方面也存在着一定的不足。再次,整合功能是使系统作为一个整体有效发挥功能,将各个部分联系起来,协调一致,主要是通过制度化的关系来促使系统实现的。而在社区站中有明确的体制设置来操作运行社区居民的就诊、医疗、拿药部分,而对保健、康复、预防、健康教育等部分则关注较少,且体制设置在这个子系统内实现的有限。政策的设定和社区居民的需求也没有实现整合。最后,模式维持功能是特定机制的潜在维护,主要是通过价值规范等形式来实现的。在社区站里有具体的基于国家规定的社区站规章制度,但现在的社区站的定位还基本停留在小型医院,小诊所上,没有真正建立起满足六位一体功能的社区居民基层健康保健服务机构的定位认识。

　　帕森斯认为,一个系统的运作状态是否稳定,不仅取决于它是否具备满足一般功能需求的子系统,而且还取决于这些子系统之间是否存在着跨越边界的对流式交换关系。

　　也就是说,如果一个子系统的输出恰恰能满足其他子系统的需要,而且它本身的需要又能够通过来自其他子系统的输入得到满足,那就意味着它与其他子系统之间存在着对流式交换的边界关系,那么这个系统就是稳定平衡的。如图4-1所示,将社区卫生服务站这个有机体中的一部分作为中心来进行分析,社区卫生服务站子系统与政策体制要求、社区居民的需求者两个子系统之间存在着对流式的交换,政策指导社区站的工作运行,社区站服务社区居民,将政策福利服务向社区居民进行传递来实现社区站的功能和目标;而社区居民对社区基础健康卫生服务的需求主要通过社区站的服务来得到满足,社区站在满足社区居民需求的同时也及时将社区居民的需求改变做出服务调整或提供更多的支持。

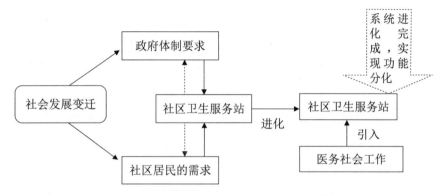

图4-1 社区卫生服务站系统的进化过程分析

社会大环境逐渐发展变化,给这个系统带来了一定的影响,使得这个系统在"进化"的过程中,需要形成一个新的平衡。系统内的子系统也随之发生变化,而子系统之间是互相影响和制约的,若其中一部分变化,势必影响其他部分。具体来说,政策体制要求这个子系统发生了改变。政府重视提高市民的身体素质,实现健康状态;重视基层卫生工作,提出了以社区卫生服务为基础的新型医疗卫生服务体系来铺开实现;给社区卫生服务提出了六位一体的功能设定,对社区卫生服务站提出了政策上的要求和指导。同时社区居民的健康需求子系统也发生改变。在社会的发展变化过程中,社区居民对健康的观念也开始发生改变,在治疗疾病的同时,也开始关注人文关怀;重视预防疾病、养生保健等多方面的服务,也给社区卫生服务站的服务提出了新的要求。这两个子系统都给社区卫生服务站提出了功能上的要求,施加了改变的压力。而就目前的情况而言,社区卫生服务站这个子系统回应了这两个部分的要求,但其中却存在着服务回应并不对接的情况,没有完全发挥"六位一体"和满足社区居民需求这两方面的功能,因而社区卫生服务站与政策体制、与社区居民需求者两个子系统都处于"紧张"状态，这样的状态使得社区有机体的稳定受到了挑战，也可能会使政策中的服务设定难以落实惠及基层，政策的有效性也大打折扣。

帕森斯指出要使系统能够"出色"的运行，实现系统的均衡平稳发展，就要采用结构分化的方式，使子系统之间的边界关系恢复平衡，从而促使系统回到均衡状态。即社区卫生服务站这个子系统将原本承担多种功能的单一社区卫生服务站的各种服务进行结构上的分化，转化为各自承担单一功能的多种结构类型，专门化的结构能够更有效地实现它们所承担的功能。通过系统进化的过程，能够使系统的适应能力增强，合理结构分化下的子系统更有效地实现其功能。但同时结构分化本身也会带来子系统之间边界关系的复杂化，由于各子系统的结构分化速度和水平往往不一致，且可能存在一个子系统进化完成，实现了系统结构分化，而其他相关的子系统并没有随之进行调整，反而会造成系统整合的困难。因而，在促使子系统开始进化过程、进行结构分化时，也要注意与其他子系统之间的协调，以避免系统整合困难的出现。整合和分化并不是对立关系，也不能过于突出、强调甚至夸大结构分化可能带来的整合困难。帕森斯曾指出，整合和分化并不是分离的，整合可以在分化中得到展开和强化，是一个大范围上的统一。

对社区卫生服务站来说，其进化过程也是进行合理的结构分化，原本的体制结构继续承担医疗、卫生等医学背景相关的功能，需要分化出一部分功能由新的结构来承担，完成健康教育的系统性和连贯性进行、健康档案的管理和追踪、社区居民需求中的心理抚慰等补充性的服务。而在提供相应服务时，这些服务是彼此紧密联系的，为了共同实现子系统功能，这两个结构部分需要积极合作整合，而非彼此分离。这时需要医务社会工作作为新结构来弥补社区卫生服务功能发挥上的不足，完善社区卫生服务站的功能发挥。通过医务社会工作服务力量的加入，完成社区卫生服务站进化的过程，能够满足政策体制要求和社区居民需求,同时带动政策子系统和社区居民需求子系统也随之进行改变和协调,形成子系统之间的某种和谐与稳定,进而使社区有机体实现新的平衡。

二、医务社会工作引入社区卫生服务

(一)"整合"理念下医务社会工作进入的必然性

随着现代医学模式的转变,人类对疾病的认识已经从"生物医学模式"向"生理—心理—社会医学模式"转变。新的医学模式从生命整体出发,关注生物、心理、社会三方面因素对人体身心健康的重要作用,使得"整合"理念成为当今医疗改革和卫生事业发展中不可忽视的一种客观现象,有些学者将其称为"医学整合",并认为这是对分化状态的医学各个部分进行合理有效整合的过程。医学整合的目标在于充分发挥医学科学的人文价值潜能,使医学协调、均衡、科学地发展,以适应医学发展的内在需要,满足社会对医学和卫生保健服务的需求。

因而,在现代医学模式转变和"整合"理念的背景下,医学对于健康的意义不再局限于治疗,同时关注预防、保健、康复;不再局限于生理健康,同时关注心理健康、个人与社会环境和谐等发展性的元素。

社区卫生服务的设定恰好能够体现"整合"这个理念,在满足社区基本卫生服务需求的基础上,将预防、医疗、康复、保健、健康教育、计划生育六项功能融为一体,这就是整合了基本的诊疗和社区居民对基础保健、康复等全面的全人医疗需求,是一种多功能的服务开展。而在社区卫生多项服务开展的同时,并没有完全适应现代医学模式的要求,对人们的心理和社会因素的关注并不到位,其六位一体功能还是多局限在生理层面。

社会工作作为一门以提供更好的、全方位的服务为基础的学科,其在各个实务领域的拓展服务,正是它与各个学科整合的过程。社会工作认可"生理、心理、灵魂、社会"等各方面都会对个人产生重要的影响,认同"人在情境中"理念,关注服务对象的全面发展,努力在心理、社会层面对服务对象进行干预、提供服务。在医疗领域,医学与社会工作整合的结果正是医务社会工作服务的出现,其能够满足社会发展的需要,同时也能够契合社区卫生服务的需求,恰恰能够弥补社区卫生服务在对社区居民心理和社会因素关注不到位的情况,提供更为人性化的服务。

人类的医学目标,从以前的"治疗疾病、延长生命、降低病死率",拓展到现在的"预防疾病、减少疾病和优化生存环境,增进维护身心健康,提高生命质量,促进病人社会能力改善与维护",这一医学目标的转变,与社会工作"全人"关注目标相吻合。同时,社区卫生服务在心理、社会层面上的不足,与医务社会工作对社区居民在这两方面的关注形成了良好的对应关系,这也就是医务社会工作进入社区卫生服务领域的原因。

(二)人员与专业结构分配的合理性

医学模式的转变带来了医疗团队的整合,单纯以医生、护士为主所提供的医疗服务,已经不能满足"生理—心理—社会"医学模式的要求,"全人"健康理念下,关注个人躯体症状的同时,也注重心理、社会的影响及其之间的相互作用。医务社会工作借医学模式转变的契机,进入医疗领域中,与现有医疗团队一起提供全面的卫生健康服务。

医务社会工作者进入社区站,并不是否定或忽视医学科学的重要性,而是在积极配合全科医生的日常工作的同时,将六位一体功能中没有能够很好发挥功能的相应服务承担起来,关注社区居民在心理、社会层面的需求,为其全面康复和保健提供支持,加强服务的追踪,促进社区居民的"全人健康"。

在加入了医务社会工作者这个服务队伍之后,其专业结构分配更加合理,且工作内容对应的功能发挥也能够展示出现实合理性。

不难发现,医务社会工作的进入给社区站现有服务队伍的人员专业背景带来了一定的改变,能够改善现有六位一体功能难以有限发挥的状况,也能够使人员队伍的专业背景更多元化,提供更多的人文关怀服务。

(三)工作内容与方法的契合性

在医务社会工作的实务过程中可以发现,其工作内容恰恰体现了其职能的实质——整合。医务社工需要以病人的健康利益为中心,面对病人、家属、家庭、健康人群,慢性病人、亚健康者等各类有相关医务需求的人群,与医护人员一起,整合彼此之间的医疗救治关系;医务社工提供全面的医务社会服务,传递人文关怀,在医生治疗以外,协助病人解决阻碍治疗和康复的心理、社会问题,做好各种资源的整合,做好身心社全面健康的整合;医务社工还要起到医院与社区卫生服务联系的纽带作用,将单纯的临床诊疗模式推向包括预防、医疗、康复、保健在内的具有连续性的健康卫生服务模式。可以说,医务社会工作需要社区卫生服务这个平台,同时社区卫生服务也需要医务社会工作来配合实施才能够实现"六位一体"功能,拓展人文服务。

医务社会工作的主要工作方法包括个案、小组、社区三个方面,主要是通过这三类方法在服务对象生理治疗康复的同时,促进个人情绪、心理、家庭、人际关系、社会环境的健康和谐。个案工作方法主要通过一对一的方式,了解服务对象在社会、心理、情绪等各个方面的问题,解决个人的健康困境。小组工作方法主要以小组成员彼此支持、相互促进、支持网络的建立等方式来实现服务对象的身心社健康发展。社区工作方法则与社区卫生服务站的工作内容有更多的吻合之处,包括进行健康教育、社区居民的健康档案管理和健康需求的追踪、社区健康氛围的建立、对居民的健康评估、发掘整合社区各项资源等。医务社会工作在与社区卫生服务站协同工作时,社区站以遵循原本的对生理层面的关注为主,提供医疗诊治、健康教育等服务;而医务社工则以从对社区居民心理、社会等层面的关注为主。这样就能够互为补充,协作发展,以促进社区健康氛围的建立和居民全面健康的实现。

综合以上分析,结合结构功能理论,在医学模式的转变和整合理念下,社区卫生服务在基层领域,功能上需要不断进行整合,同时进行结构上的分化。即在社区卫生服务站层面,社会的高速发展要求、相关的政策功能设定、不断增长的社区居民需求,给社区卫生服务站的功能发挥提出了越来越多整合的、人文要求的医疗卫生服务,而面对现在社区站仅以医疗活动为主的服务,仅以全科医生为主的服务队伍,难以实现和应对各个系统提出的要求,也难以实现现有服务的有效性。因而在结构上进行分化,引入医务社会工作,是实现服务的有效性,减轻社区站全科医生在人文服务方面的压力,更好传递福利政策的必由之路。

三、医务社会工作服务模式设想

(一)医务社会工作服务模式提出的前提与理念

1.社区居民主动性的发挥

充分调动社区居民的主动性,使其主体性得以体现,是社区医务社会工作服务模式的一个重要理念。社会工作中的助人自助、当事人自觉等价值观和原则都体现出了对当事人的尊重,关注了当事人的主体性。如"当事人自觉"是社会工作实践中的核心价值观之一,充分体现了社会工作对个人价值、潜能和主观能动性的尊重,其肯定了当事人的自主性,强调了对当事人的尊重,强调对当事人权益的保障。社会工作者会给当事人以希望、信心和决心,充分调动了当事人的主动性、积极性和创造性,最后达到求助者自助并在自助中得以发展的境界。

在社区的实地研究中发现,社区居民健康卫生方面的一些需求得不到满足,而且处于一种较为被动的处境中。首先,社区居民大多只是被动地接受社区卫生服务站内现有的服务,只是作为服务的接受者,社区站能提供哪些就接受哪些。而面对自己在卫生健康方面的需求,只是忍耐自己的需求,没有尝试去解决或改变,没有充分地发挥自己的主动性、能动性,没有做出满足需求的努力。对于健康知识需求的解决就是一个例证,一部分社区居民对预防、保健和康复的知识有一定的需求,但除了从电视等渠道获得知识以外,缺少一个有效地途径来获得相关知识,向社区站医护人员询问的也只是少数,且社区居民之间也较少进行这方面的沟通和交流。如何照顾慢性病人这些知识也是有一定的需求的,而多数社区居民就只是通过自己的摸索来进行,缺少分享,缺少相互间的支持,没有能够调动起现在社区当中,已有丰富照顾经验的其他社区居民,彼此之间没有形成一个良好的关系网络。其次,现有社区内的卫生健康知识缺少目的性,较多居民表示对健康知识有需求,而社区里有时候会有各种健康讲座,居民却表示不知道有这样的服务。这一方面是健康讲座活动宣传工作的不到位,没有能够深入社区居民当中,但另一方面也是由于社区居民并没有主动去获取这方面的知识和信息。最后,多数慢性病患者认为自己在患病后的生活受到了较大程度的影响,但除了医院,没有地方可以寻求帮助。这在一定程度上是由于居民的观念没有变化,因而更需要社会工作者的引导和支持,同时以支持体系和社区层面的健康氛围提升来促使社区居民参与到其中。

因此,本模式的理念就是要调动社区居民的主动性,使其参与到社区卫生健康服务中来,继而成为改变的主体力量。

2.政策设定及社区居民的需求

具体在城市社区中医务社会工作服务模式应该如何建构,其设想的前提就是政策对于社区卫生服务站的功能设定以及社区居民对于社区卫生服务的需求。只有真正基于这两个方面才能使社区医务社会工作服务模式的设想更有针对性,切实满足社区居民的需要。同时需要指出的是,各个城市对基层卫生服务的具体管理和功能设定存在或多或少的差别，而且每一个具体的社区，其居民的需求也是不同的。政策支持和服务对象的需求又是社会工作服务开展之前很重要的一个部分，因此，在开展服务之前，要重视这两个部分的评估，进而对服务模式进行调整。

正如上文所述，政策在对基层卫生服务的功能设定中，不仅是为居民提供一些基础的医疗服务，还包括对社区居民整体卫生和健康状况的掌握、对社区居民各种层面的健康需求的满足，进而实现"六位一体"的功能，是一种对社区居民全方位的卫生健康体系完善。在功能设定方面，政策给出了比较准确和完整的阐述，制定了相关的配套文件来配合这一设定的实施，从社区中心和社区站的设立标准、监管标准、资金使用标准、人才培训等各方面都进行了具体细致的工作安排；而在医务社会工作进入这一领域，来弥补社区卫生服务站没有能够很好发挥的功能时，这一服务并没有提到政策层面上，因而在岗位设置、工作经费等方面存在着一系列问题，医务社会工作进入后如何在缺少支持的情况下合理进入且发挥功能，这是在设想服务模式时必须要进行妥善思考的问题。

同时社区居民在健康卫生方面有越来越多的需求出现，希望在社区层面能够满足一些必要的拿药、输液、初诊之外，也从社区站的硬件条件上提出较为全面的要求，需要专门的外科、保健按摩等医疗服务项目。而从服务的需求方面，一些老年的走动不便者，希望有上门服务、有陪同服务等。他们不仅仅要求治疗疾病，也提出了保健和预防疾病的需求，重视健康疾病知识、养生方法、照顾方法等各种服务也是十分有必要的。使用社区服务站服务最多的是社区里的老年人，而现在为了方便这部分服务对象的服务显然也是缺乏的。因此，在设计服务模式时要注意因地制宜。

（二）医务社会工作服务模式的设想

基于对城市社区基层卫生健康的政策设定和社区卫生服务站辖区内居民的需求，我们设想了一个城市社区医务社会工作服务模式，

试图建立起一个连续性、综合性、整体化、人性化的服务链条,形成一个服务台阶。

1.模式结构

(1)组织设定——模式运作的必要前提

在组织方面仅依靠社区卫生服务站的力量作为社会工作服务推进的主力显然存在一定的困难,一方面社区卫生服务站是作为基层社区卫生体系最底层的一个服务部分,其促进力和推动力是比较有限的。另一方面社区卫生服务站的资金运作方式和现有工作人员已经难以满足社区居民对卫生服务的需求,如果单从社区卫生服务站这个角度来推动医务社会工作,无疑给社区站增加了额外的负担,也使现有社区服务站工作人员难以认同社会工作的进入,对社会工作的配合造成障碍,进而难以发挥社会工作补充基层社区卫生服务的功能。

如果没有形成一个较为完善、高效的组织结构体系,这对于医务社会工作进入基层社区卫生服务站,去补足现在难以实现的功能设定,几乎就是一句空话。一个有效的组织结构设定是整个医务社会工作服务模式的前提。根据上述考虑,应从社区卫生服务中心的层面来设定对这个服务模式的组织设定,如图4-2所示。

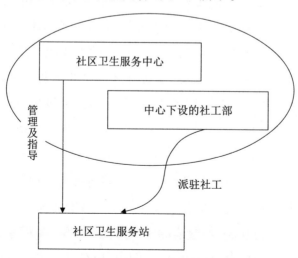

图4-2 社区医务社会工作服务模式的组织设定

社区卫生服务中心在行政上直接管理社区站,在业务上对社区站进行指导,因而在社区卫生服务中心层面来推进医务社会工作在社区卫生站层面的介入是比较好的一个方式,同时在社区卫生服务中心里下设社工部,全面负责管理向社区卫生服务站的社会工作者的派遣、管理和对社会工作专业服务的督导。这样的体系安排既能保证执行力,使社会工作的服务能够有效执行,而不是浮在形式层面,真正服务于社区居民;又能保证推动力,在一个社区卫生服务中心的服务地域范围内,一起推进下设的多个服务站内的医务社会工作服务,使得服务能够有一定的服务范围,并且形成一定的服务支持,中心也能够进行及时有效的社会工作服务督导。

(2)人员配备——专业服务的有效保障

在人员安排方面,如组织体系设定,由社区卫生服务中心下设的社工部统一对社会工作者进行培训和管理,必要的社会工作服务人员配备则是由中心下派驻站社工到站内为社区居民提供服务,中心设专业的社会工作督导来对社会工作者的各项服务及其服务效果进行监督和指导等。同时社区卫生服务站内的医务社会工作者专业人员配备方面也有其角色、职责、必要素质等方面的设定和规范。

在功能角色的设定和工作职责方面,医务社会工作者在社区卫生站这个服务领域中所承担的角色和他负责的工作职责是相互对应的。社工是社区各方关系的联系者,是各社区组织的沟通协调者。如上文所分析的,在基层社区卫生服务中,社区站与其上级相关部门、社区居委会、社区中的其他组织、社区居民等多方力量进行互动,促使这种互动和沟通关系的协调良好运行是社会工作者在社区这个层面发挥的主要作用。社工是社区资源募集整合者,寻找各种可利用的资源,并将其整合起来以适合社区居民的便利使用。医务社会工作是社区公共和社会服务转介者和传递者,将政府的宏观层面的政策、各项福利服务传递到基层的社区、传递到社区居民中。同时,医务社会工作也是社区健康促进与健康教育者,以社区健康氛围的建设为目标;是家庭福利服务提供者,以家庭为单位,为需要服务的家庭提供社会工作的服务;是病人家庭中长期照顾者的支持者,在为长期照顾者联结整合资源,建立支持系统的同时,也成为这个支持网络的其中一部分;是社区健康领袖培养者,将社区居民作为社区健康促进的主体,培养社区居民更好地服务自己,服务社区;是社区环境卫生和环境保护的组织者和倡导者,社区健康也包括社区的环境卫生和环境保护,倡导和组织社区环境的共建;是医务社会工作服务的直接提供者,在社区卫生服务站的层面为有需要的个体、家庭和团队提供医务社会工作的服务。

在社会工作者提供服务所需要具备的条件和资格方面,与医务社会工作者所应该具备的资格相类似,但也有其独特的方面。总的来说,应该具备宏观、中观、微观三个方面的知识。在宏观层面上,需要对我国医疗卫生和健康照顾体系、我国医疗卫生福利制度和政策等有一定的掌握;在中观层面上,需要获得社会工作者的从业资格证,具备社会工作的基本知识和临床医学的基本知识;而在微观层面则需要掌握人类行为与发展、疾病与治疗的社会心理反应、医务社会工作的处境与影响等具体的各项知识。

(3)资金配合——社工进入的必要条件

社区站的资金运作都是"收支两条线",医疗、药品等所有收入全额上缴财政专户,包括购买药品、提供公共服务和基本医疗服务和运营经费在内的支出全部纳入部门预算治理并由政府下拨,工作人员待遇由财政保障。上级卫生业务部门每年都会有很多突如其来的任务,这些任务也都是专款专用,其余额外的活动或服务开展上级不拨经费。因此在社会工作服务的开展过程中也需要保证一定的资金支持,仅从服务站的角度出发筹措经费是难以实现的。

在一定程度上可以说资金问题是社区卫生服务站顺利开展社会工作服务的主要障碍之一。社区站的资金是由财政专项管理的,因而在社区站完成健康教育等功能时就面临了一个资金不足的问题,可以说这是限制社区站"六位一体"功能发挥的一个重要原因。而医务社会工作进入的初衷在于能够促使社区站在基层完成服务功能,因而在资金上的配备不可缺少。如果某社区卫生服务站在实际的资金操作过程中发现,站内没有任何规划出来的经费是用于服务社区居民的,没有日常经费是用于实现健康教育、预防保健等功能的,在设定功能范围内的如开展讲座等活动需要社区站的医护人员向社区居委会寻求合作来实现,在这种情况下,提供的健康教育服务也就不可能深入群众,健康教育体系也无法建立起来。

在这个服务模式中,需要赢得政府和政策的支持,能够重视在基层卫生服务领域对社会工作服务的需求,由政府购买服务,以社区卫生服务中心为单位,划拨专项经费,能够专款专用,同时敦促社区卫生服务中心成立专门的社会工作服务部,对站内的社工服务进行统一管理,且在资金方面则是根据服务站的服务计划和需要统一划拨资金,及时跟进经费的具体使用及其效用,进行必要的审计审查工作。因此,资金的投入和配合是医务社会工作进入社区服务站层面提供更多面向基层社区居民专业服务的一个必要条件。

(4)资源整合——社会工作服务的有效手段

整合资源本就是社会工作者开展活动、提供服务时需要运用的重要手段之一。在某一社区卫生服务站进行所拥有的资源整合过程中发现,社区站医护工作者对于社区里的各种资料情况知晓度较低,他们接触的主要是那些经常使用社区卫生服务的社区居民,且在向外寻求资源中,主要寻求的是社区居委会这个单一的资源,对其他资源的整合和运用较为有限,且不够立体。

社会工作者立足于社区卫生服务站这个平台,在社区站提供相应的服务,同时整合社区卫生服务中心、社区居委会、社区地域范围内的其他机构等资源。在本模式中提出,资源的整合包括了宏观层面、中观层面、微观层面。在宏观层面,是指整合现有的政策资源,寻求政府和上级业务主管单位对于基层卫生服务推进资金、理念等方面的支持和引导,特别是要寻求社区卫生服务中心的各方面支持。在中观层面,是指整合一切可以用于社区居民的力量,包括街道、社区居委会、卫生医疗机构、其他机构等,能够不断拓展一些利于居民卫生健康的服务项目。在微观层面,则是将社区居民作为主体,既是服务的接收者,又是志愿者,形成必要的服务提供者,进而成为促进社区健康氛围的主力军,与社会工作者一起来推动基层卫生服务的发展。

2.模式内容与方法

(1)服务模式的内容

设想中的服务模式主要包括以下几点。

第一,健康信息收集、管理和利用。即健康档案机制的正常运作,使其能够发挥功能,能够进行及时评估和及时更新。收集健康档案资料的同时,还应结合社区基本情况,定期对社区居民健康状况进行调查和分析,随着时间的改变及时调整服务方向,掌握社区居民的健康整体状况,进而成为医务社会工作服务开展时的需求评估的基础资料。

第二,整合、开发社区内的资源。作为社工重要的服务内容之一,可以在社区内整合资源,使社区卫生站的服务功能得到更好的发挥。这项工作应采用多种手段来进行,如在调查了社区内的资源后,可以制作资源手册,并在社区居民内分发,使社区居民了解在不同情况下可以向哪些方面寻求必要的资源。

第三,健康知识宣教。这是社区卫生站的基本功能之一,而活动的组织可由社工来进行,根据社区居民的需求来设计活动宣教的内容,同时做好各项评估反馈,根据反馈情况来及时调整内容,也是提高社区宣教功能的手段。

第四,社区健康促进。以社区居民作为主体,培养社区健康促进的领导,组织、倡导社区健康氛围的建立。从理论的模式维持功能和良性运行连续性功能来说,这都是有利的一种方式方法。

第五,医院的双向转诊。医院的双向转诊制度是基层社区卫生服务的重要内容之一,但其在实施方面并没有实现制定时的效果,因而社会工作者要在一定范围内,如与社区卫生服务中心的转诊就能更容易实现,而且可配合需要进行随访和追踪的服务。

第六,其他服务。这里包括为有需要的社区居民提供社会支持、家属支持、个案服务、社区资源统合等多方面的服务。

(2)服务方法

为了实现设想中的各种服务,除了常用的个案、小组、社区的社会工作这些主要工作方法,还可以更多元化地包括比如建立义工队伍、整合社区内资源、调动社区居民的参与积极性等。

3.运行机制

一般来说,运行机制主要是指在人类社会有规律的运动中,影响这种运动的各因素的结构、功能及其相互关系,以及这些因素产生影响、发挥功能的作用过程和作用原理及其运行方式。社会工作服务模式不能孤立运作完成目标和功能,而是与多个必要的因素密切相关的,只有实现各个因素相互联系、相互作用,建立起一套协调、灵活、高效的运行机制,才能够保证各项工作目标和任务的真正实现。具体的社区医务社会工作服务模式的运行机制如图4-3所示。

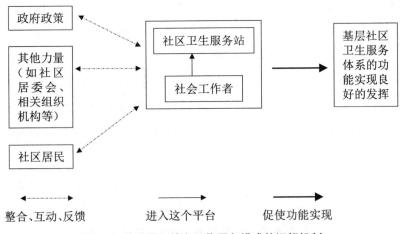

图4-3 社区医务社会工作服务模式的运行机制

社区医务社会工作服务模式的运行机制如图4-3所示,主要采取了社会工作者整合、多方推动的方式来进行。其中政府政策、社区卫生服务站、社区居民、其他力量是这个服务模式中的几个主要因素。从这些因素的角色角度来说,显然政府政策主要承担了引导和支持的角色,从宏观层面给这个服务模式以政策的指引和服务空间的限定;社区卫生服务站是向社区居民提供医疗卫生服务的主要力量,而这些服务并不能完全满足社区居民在健康和卫生保健方面的需求,因此在这个层面还加入了其他力量,一些能够提供相关服务的组织机构,能够补充到社区卫生站的服务中。社区居民一方面作为社区卫生服务的接收者,另一方面也应该成为健康卫生的主体,参与到社区健康氛围的营造中来;社会工作者作为社区医疗卫生服务站的一部分,同时也承担了整合沟通的角色,来促使模式的建立和维持,促进最终目标的实现。

从这些因素的相互关系来说,政府政策作为宏观支持,并不会直接参与到模式的运作中,但却是运作的基础和前提;社区卫生服务站(包括医务社会工作者)和其他力量是提供服务的主体;社区居民是服务接收者,同时也参与到自我服务当中;而医务社会工作者在提供相应服务的同时,也是这些因素的沟通互动部分,做好这些部分的有效互动和协调。

从这些部分的互动协调和功能发挥上来说,首先,社会工作者加入了社区卫生服务站的这个平台中,成为社区卫生服务站的一个组成部分,同时它并不局限在社区站这个部分,而是积极地寻找一切能够促使基层卫生健康服务体系功能实现良好发挥的力量,将政府及政策、社区居民、社区卫生服务站的工作人员、相关的各种组织机构作为实现目标的重要力量,将这些力量进行必要的整合,与其建立起良好的互动关系,进而得到反馈,实现目标发挥其必要的作用。

社会工作者在加入后,依托社区服务站这个平台,完成站内的相关健康卫生服务,实现站内各项功能的发挥;同时争取政府的支持,推动政策在相关方面的完善,进而使得政府能够支持和引导工作的推进;他们还要调动社区居民的参与积极性,成为社区健康氛围创建的主力,为自己及社区居民的健康做出努力。此外,他们拉拢其他一切可用的资源,通过社区居委会、其他机构组织的参与,使得基层卫生服务的内容更丰富和充实,同时这样也是真正满足了社区居民的相关需求。

社会工作者在其中充当着整合资源、沟通互动的角色。这并不是说仅仅依靠社会工作者来提供服务就能够实现这样的目标,而是说由社会工作者来整合这些力量共同参与。政府支持且推动政策来引导、社区居民成为主体参与社区健康氛围创建、社区卫生服务中心和其他力量成为支持力量、社会工作者进行整合,这样才能实现这些因素的相互作用和相互联系的顺畅,有彼此的分工合作,协调整个体系的运作。

本模式采用以上的运行机制,来整合多方资源,既能够使模式全面,又能实现最大的社会效益,使基层社区卫生服务体系完善,功能更好地发挥。

第三节　积极探索医务社会工作在社区中的服务模式

加快医务社会工作向城市社区服务体系的步伐,使社会工作的功能发挥更加完善,才能够更为有效地将国家的政策福利服务及时带给社区广大居民,对构建中国特色医务社会工作实务模式和探索医务社会工作在社区中的服务模式中的应用具有重要意义。

一、中国特色医务社会工作实务模式建构的战略重点与发展策略

(一)构建社会主义和谐社会与社会工作制度的战略地位

2006年10月11日发布的《中共中央关于构建社会主义和谐社会

若干重大问题的决定》(以下简称《决定》),标志中国社会福利制度与社会工作服务体系建设进入崭新的历史发展阶段,《决定》首次明确提出"建立一支宏大的社会工作专业队伍",表明政治意愿。

此外,在社会工作专业化与职业化发展初期的制度背景下,全国各地和各行各业积极探索适合中国国情的医务社会工作的最佳介入模式与介入策略。[①]广义地说,凡是与改善人们身心健康状况和提高生活质量有关的领域,原则上都属于医务社会工作服务领域,例如职业健康、环境健康、医疗保障、计划生育、旅游卫生和精神健康等。目前,医务社会工作服务体系发展面临的首要问题是,专业社会工作者如何才能顺利合法地"进入"各式各样的医疗卫生机构,改善医疗卫生机构的专业人才队伍结构与医疗服务结构,为病人、家属和广大公众提供综合性、系统性、连续性、个性化、福利性和发展性的社会服务。

(二)中国特色医务社会工作实务模式建构的战略重点

1.首要战略重点

中国特色医务社会工作实务模式建构的首要战略重点,是清晰明确界定医务工作实务模式建构在整个社会工作服务体系与实务模式建构中的基础、核心、战略与引导性地位,确定医务工作服务体系在整个社工专业化与职业化发展过程中"火车头与发动机"的角色。健康体系与医疗卫生机构中身份归属、岗位职责、专业角色、工作数量与专业要求等问题的核心问题是医务社会工作者与其他医疗卫生专业技术人员,尤其是与护士的专业边界和专业责任划分。理论上说,医务社会工作者主要专业职责与任务是帮助病人、家属和需要帮助的公众解决精神心理问题与社会功能失调问题,为他们提供医疗救助、物质福利和社会支持。但是,由于生物医学模式转变缓慢,中国医疗卫生服务封闭性、垄断性与纯医疗化特征明显。同时,目前全国各地医院

---

①陈殊好. 城市社区医务社会工作服务模式探索[D]. 长春:东北师范大学,2012.

实际社会工作者主要是由退休护士和手术外科大夫等组成，专业社会工作者的职责范围界定、专业责任承担、专业角色扮演和不同专业之间边界划分，自然而然具有特别重要的现实意义、理论意义、政策意义，成为制度建设和队伍建设的核心。

医务社会工作者专业职责范围、服务内容、团队合作和专业边界划分是医务社会工作的一项重要议题。我们应该积极探索不同部门、行业和领域中医务社会工作实务模式的特色，例如环境保护、禁毒戒毒、抗险救灾领域，突发公共卫生事件中的实务模式特色。三甲与社区卫生服务中心等不同等级的医院，综合与专科类型医院社会服务模式的特征与规律；主要生理疾病、精神心理疾病和不同类型病人群体专业化社会福利服务模式的特征与规律，例如高血压、糖尿病、心脑血管、精神分裂症、残疾人服务模式等。社会工作专业化与职业化发展的方向是为不同类型的病人提供各具特色的服务，以满足他们不同的健康需要和社会需要。换言之，医务社会工作专业化与职业化发展的当务之急是积极探索主要疾病和主要病人群体的服务模式，而非大而全、普遍适用的服务模式。

2.优先发展领域

中国医务社会工作专业化与职业化发展需要积极探索具有中国特色的医务社工服务体系与政策框架，构建具有中国特色的医务社会工作服务体系与实务模式。中国社会环境、历史传统、人口状况、社会结构、制度安排、政策模式和社会需要独具特色，卫生保健与医疗卫生服务涉及国防、外交、边检口岸海关、环境保护、能源工业、农业部门、计划生育、医疗保障、职业健康、商业部门、卫生部门、民政部门等部门和服务领域，条条块块和部门特色鲜明，加之地区发展不平衡，不同行业从业人员认识水平高低不一，如何高瞻远瞩，统筹兼顾，立足中国，面向世界，对中国医务社会工作服务体系与政策框架进行全局性、总体性、系统性、框架性、体系性设计和战略规划就变得至关重要、刻不容缓。

3.主要目标与战略目标

中国医务社会工作专业化与职业化发展的主要目标与战略目标,是建立中国特色的医务社会工作实务模式,建立广义卫生保健领域中各式各样专业社会服务的国家标准,建立各类疾病和病人群体的社会服务流程与岗位职责,包括各式各样的表格与统计指标体系,适应生物医学模式转变和人类需要结构战略升级的普遍规律,最大限度地满足不断发展变化的各式各样病人、家属和普通公众的健康需要,通过医务社会工作制度建设与实务模式,实现健康与福利的制度化整合,为构建和谐社会、和谐社区、和谐家庭和和谐世界奠定社会基础。

(三)中国特色医务社会工作实务模式建构的发展策略

在社会工作专业化与职业化发展初期的宏观制度背景下,如何科学确定和合理选择中国特色医务社会工作实务模式建构的发展策略,积极稳妥地推进社会工作专业化与职业化发展,成为操作性和行动性色彩极强的"政策实施"性质类的问题,是政府与专业人员的共同责任。首先,做好宣传教育与社会营销,特别是有意识地提升和提高社会工作专业知名度是项长期性工作。其次,由上而下和由下而上相结合的政策倡导至关重要,尤其是各部门领导层与决策者群体。第三,加快中国特色医务社会工作政策框架设计与服务体系建设,尤其是国家战略规划。第四,中国特色医务社会工作政策框架设计与服务体系建设相关基础理论研究的状况与质量,决定社会工作实务模式建构的状况与质量,基础理论研究的超前性、指导性和方向性至关重要。第五,尽快组建中国医务社会工作协会和中国精神健康社会工作协会一类国家级专业组织,将医疗卫生服务领域中专业社会工作者组织起来,构建功能性质的专业社区与专业共同体,为中国特色医务社工可持续专业化与职业化发展提供专业组织基础,奠定组织性保障基础。

第六,加强和国际进行专业交流与合作,充分借鉴欧美国家医务社会工作发展经验,吸收和改造日本、韩国、新加坡等国的有益经验与实务工作模式,系统总结、全面归纳中国以往医务社会工作成功的历史经验与实务模式,例如协和医院模式,根据现代中国经济社会发展的现实需要和可能条件,要善于处理普遍规律与特殊需要的关系,创造中国特色的医务社会工作政策框架、服务体系与实务模式,构建中国特色的福利社会。

二、医务社会工作在社区中的服务模式

在国家提出完善以社区卫生服务为基础的新型城市医疗卫生服务体系的条件下,在社会工作人才队伍建设进入如火如荼发展的阶段,探讨如何才能使社会工作进入社区层面的医疗卫生服务体系中来发挥其功能,具有重要意义,对于满足社区居民日益增长的卫生健康需要,如何促进和谐社会的建设也是具有一定的现实意义。因此,我们需要积极探索医务社会工作在社区中的服务模式。

总体而言,国外医务社会工作机构隶属医院和医学康复机构,医院社会工作部的医务社会工作为主动深入社区,积极参与所在社区的疾病预防与保健,承担社区卫生教育与健康促进,为在家的老年患者和病后康复期的病人提供家庭式的照顾,真正实现为社会服务。鉴于我国地域广阔、人口众多的实际情况,我国要发挥医务社会工作在社区健康管理、健康教育、社区慢性病人的社会援助和管理中的积极作用,单靠医院中的医务社会工作者是难以实现和达到理想效果的。按照我国国情,应将社区卫生服务中心与康复网络并轨,在社区卫生服务中心设立医务社会工作部门,配备专业医务社会工作者,承担社区健康教育、健康促进和疾病预防工作,借助大众传播媒体,有效宣传卫生保健知识,尤其是与本地区有关的特殊流行疾病知识,为社区病人提供心理支持,帮助出院病人重新融入家庭和社会等工作,同时承担与医院的协调联络,解决当前双向转诊中只能上转不能下转的问题,

开拓具有中国特色的社区医务社会工作。

另外,还可以积极探索利用当前我国正重点进行的社区建设,以社区组织如社区工作站为依托,设置医务社会工作岗位,医务社会工作者隶属社区工作站,在所辖社区内开展医务社会服务。

第五章　我国社区服务中医务社会工作应用的问题及对策

第一节　医务社会工作介入社区服务的现状

在社区服务层面,医务社会工作者的专业服务通常涉及评估社区健康需求,帮助社区居民获得公共卫生信息与资源,参与制订社区干预计划,运作、评估健康项目,参与初级预防运动(如基本健康教育、戒烟教育、艾滋病教育、毒品预防等),开展公共卫生问题的调查和研究等。以下简要介绍医务社会工作介入社区服务时的工作过程以及目前医务社区工作的现状。

社区工作是以社区及其成员为对象的,旨在通过组织社区成员有计划地参与集体行动,进而解决社区问题,满足社区需要。社区工作者希望社区居民通过参与社区事务的解决过程,建立对社区的归属感,培养自助、互助和自决的精神,形成社区参与意识,提高影响决策的能力。因此,社区工作对问题的分析更注重社会结构取向而非个人取向,介入的层面更为宏观,更富有批判和反思精神。

在健康服务领域,社区工作的目标主要是满足社区居民的卫生保健需求,提高社区居民的健康水平。其以社会工作者为桥梁,把社区居民和相关医疗服务资源联接起来,因而,其实质就是对医疗卫生资源的开发、利用、协调和整合的过程。

进入并了解社区是社区工作的第一步。社会工作者应当了解所服务社区的基本情况,包括社区人口及构成、区位环境、驻区单位分布、社区资源状况等。分析社区,有助于社会工作者找到工作的突破口。医务社会工作者了解社区基本情况,可以通过实地走访社区居民、查阅社区工作记录、检索社区相关资料(如官方统计数据、新闻报道等)等途径完成。

评估居民健康需求是医务社会工作介入社区服务的第二步。医务社区工作是运用社区工作的方法,协助社区居民挖掘、协调、使用相关卫生资源的过程。为此,医务社会工作者首先应当了解居民的健康服务需求。进行健康需求评估,医务社会工作者可以通过问卷调查、召开座谈会、个别访谈等方式实现。调查内容一般涉及居民的健康意识、行为习惯、卫生服务需求等。同时,要特别关注高危人群(如老年病患者、慢性病患者)的卫生保健需求。

在理清了普通居民、高危社群的健康服务需求后,社会工作者要着手制订干预计划。制订计划应当以满足服务需求为目标,以卫生资源的可及性与可获性为基础。工作计划应当是具体的、可操作的;活动时间、地点等安排措施应当是合理的;任务分工应当是清晰的;资源供给途径应当是明确的。制订服务计划时,最好征求相关社区居民的意见,以使计划更具有针对性。同时,对于服务计划所涉及的相关医疗机构,社会工作机构也应提前与之协商、达成共识。计划通过以后,社会工作者应当协调相关行动者,按照计划安排逐一落实工作任务。当然,计划执行过程可能会遇到资源连接不畅、居民参与度低等具体问题。事实上,在制订计划时,或者在实施计划前,社会工作者应当预见可能遇到的困难,并做好相应的准备。例如,加强活动前的宣传、充分沟通、请领导出面协调等。

在社区开展与健康相关的社会服务时,较多采取举办健康讲座、组织户外体育运动会、开展社区义诊和体检、发放健康教育资料等形式。在策划社区活动时,社会工作者可以结合一些特殊日期,有针对性地开展主题宣教活动。例如,每个月份都有一些"世界日"。联合国或其他国际组织设立"世界日",旨在呼吁人们关注社会问题,推动各国政府解决相关问题。与健康问题相关的"世界日"有:世界防治结核病日(3月24日)、世界卫生日(4月7日)、世界无烟日(5月31日)、世界精神卫生日(10月10日)、世界镇痛日(10月11日)、世界关节炎日(10月12日)、世界传统医药日(10月22日)、世界糖尿病日(11月14日)、世界艾滋病日(12月1日)等。

计划完成后,应当对服务的效率、效果进行评估。至于采取何种评估方法,在制订计划时就应当确定。评估可以在计划完成后进行,也可以贯穿计划执行的全过程。例如,有些量化评估需要进行基线测量,评估工作在计划执行前就应当开始。一般说来,评估既要关注投入,也应关注产出。当然,社会服务产出具有特殊性,难以精确度量。对此,可以通过当事人满意度调查、医护人员感受调查、社会反响等反映出来。评估应当充分搜集资料、客观分析,并形成书面评估报告。评估既要肯定成绩,也要查摆不足,以便为以后组织类似活动提供经验。

我国医务社会工作介入社区服务的发展历程是比较短暂的,大多数是借助医院这个平台发展起来的,而且就我国现有情况来说,主要是分布在大城市的医院,如上海、广州、北京等一线城市。首先,这些一线城市有这样的平台,医务社会工作逐步发展和完善,如北京协和医院已开始设置医务社会工作岗位。在我国急剧变革的社会发展过程中,人们对医疗服务的需求已不仅仅局限于疾病治疗,人们对自身权益和生活质量的追求也在不断提高。医疗领域特别是医院为满足人们的新需求,把以病人为中心作为改善医疗服务和缓和医患关系的重要举措之一。[1]医务社会工作作为一个新兴社会工作的部分在我国慢慢发展起来。最初主要是在上海、广东、福建等南方城市兴起,各方面的交流比较多,相关信息传播的也比较快,使得它们的医务社会工作发展的成熟且明显快于中西部,而中西部的医务社会工作迟迟不见

---

①崔砾月. 健康促进—医务社工在社区社会工作中的实践与反思[D]. 长春:长春工业大学,2018.

起色。当医务社会工作在南方成为一个专业的职业时,北方才刚刚起步,我国的医务社会工作主要是在城市得到发展,农村基本上还未涉及。目前我国在做社区建设且已惠及农村,处在建设美丽农村的过程中,有了行政村,农村社区逐步建立起来,从这个角度来讲,这是一件好事,是一个惠民政策,这将有助于我们国家社会工作的展开。但由于经济发展的不平衡,我国的医务社会工作的发展速度差异很大,分布的区域极不均衡,城市和农村的差异将更加明显。南北方的人们对医务社会工作这一职业的"平民"定义差别也很大,有很多的人不知道社会工作是干什么的。在北方城市,大城市的医务社会工作尚在摸索中,稍微小一点儿的城市还未开始发展,北方有些人甚至没有听说过这一专业。在南方城市,社会工作发展起来,在广州、深圳等地有许多社工机构,针对社区、青少年、社区行政、医务社会工作都有所触及。

总的来说,我国的医务社会工作尚处在"摸着石头过河"的阶段,大部分社会工作服务机构是政府购买的方式,通过这一政府购买服务的方式延续社会工作服务机构的发展和生存。在发展的历程中,我们遇到了很多问题,如供需方、社会性质归位等,为此,我们需要积极汲取别人的经验和教训,从发达国家和发展得较好的省份和城市借鉴,走出一条适合自己的路子,具体问题具体分析,一切从实际出发,为我国的社会工作的发展做出更大的贡献,使我国的医务社会工作渐入佳境。

由于医务社会工作在我国大部分地区的发展程度的限制,当前医务社会工作介入社区服务的现状还是比较少的,主要就是根据国家政策的导向做出积极或消极的响应,自发组织的积极性和主动性有所欠缺。不仅是社区服务机构的积极性不高,社区居民的观念意识也是有影响的,当社区居民的价值观提高时,反过来会促使医务社会工作在社区服务中的发展,顺应市场经济的供求理论,当需求方大于供给方时,市场会进行调节,过一段时间,供给方会响应,从而达到供求平衡,顺应市场经济的发展。只有达到供求平衡才能和谐发展。

　　新医改政策的实施,有效减轻了居民就医费用负担,切实缓解了"看病难、看病贵"的近期目标和"建立健全覆盖城乡居民的基本医疗卫生制度,为群众提供安全、有效、方便、价廉的医疗卫生服务"的长远目标。政策的实施,间接推动了医务社会工作的发展,推动了医务社会工作在社区服务中的发展。然而医务社会工作在社区服务的发展中还不成熟,更多的是借助医院这个平台来伸展。医务社会工作的主要服务对象以医院、公共卫生和精神健康的社会工作为主。从当前发展趋势来看,公共卫生和精神健康在社区服务中是很少的,公共卫生更多的是社区宣传和预防,如流感、季节易发病等。精神健康关注的层面比较少,经济社会快速发展的同时也给我们带来了很大的压力,工作压力、学习压力以及来自生活中的压力等,导致出现了很大比例的"亚健康"人群,这必然会给他们带来或多或少的精神压力,久而久之容易引起精神不健康,然而当今正处在社会转型期,很多方面还不正规、未形成制度,当然在社区精神健康方面享受到的服务就少之又少了。

　　目前,我国的医务社会工作在社区服务的发展中多是借助医院这个平台进行的,自然医院成为医务社会工作主要的服务对象。医院在社区的服务中更多的是接受方,病人来了就治病,患者是需求方,双方天然存在矛盾和某种不平衡。而医务社会工作者作为一个中间者,作为双方的调解人,从一个客观的角度为双方寻求平衡点和制衡点,使双方达到共赢,实现社会和谐。医务社会工作在社区服务的发展中借助医院这个平台,把医院作为医务社会工作的服务对象。这一现象发展得比较好的是一些大城市,和医务社会工作的整体趋势是一致的。在一些大城市的医院里,已设有医务社会工作之类的部门,最早的一家设置类似部门的医院是北京协和医院,在刚开始的发展过程中并没有一条现成的经验可供参考,一步一步摸索着发展到今天,取得了很大成绩。这其中医院发挥了较大的力量,扮演了更多的角色。普遍的医务社会工作模式是患者到了医院,在医院接受治疗,医务社会工作者作为第三方介于医院和患者之间,穿梭于他们的矛盾中,从一个相对客观和理性的角度入手,按照一切从实际出发的特性解决医患之间的矛盾,如定期对患者进行心理疏导,了解患者的困难和需求进而和医院进行沟通,选择一个最优的治疗方案等。当然在这一过程中也少不了和患者所在社区机构的相关负责人进行沟通和寻求帮助。最后,在这一过程中,也离不开政府政策的支持,尤其是对一些重大疾病的治疗和治疗费用如何报销等。根据对医院进行服务的经验,医务社会工作者可以建议医院相对放宽自己的职责,凭借自己的权威进入社区进行公共卫生和精神健康的宣传和干预,从而使社区的医务社会工作得到更加完善的发展,使医务社会工作在社区的服务顺利实施,使每一位社区居民都能健康发展。

第二节 医务社会工作介入社区服务过程中存在的问题

由于我国的医务社会工作总体发展尚处在初期阶段,这使得我国医务社会工作在社区服务的过程中出现的问题不是特别鲜明,然而问题不鲜明并不代表该领域并不存在问题和问题性质的不明显。

一、社会认识程度不高、接触面积比较狭窄

我国社会工作发展的断层,从20世纪90年代开始逐渐出现了春天,医务社会工作作为社会工作的一个分支,发展的脚步基本上是一致的,这也给我们的医务社会工作的普及带来了一定的困难和发展起来的难度。由于医务社会工作主要以医院、公共卫生和精神健康为服务对象。所以我们在实际发展的过程中可能就更多地关注了身体上的不适,对病痛的这种外在和显现的工作给予了更多的关注,这使得社会对医务社会工作的具体实践整体的认识程度不高,接触的面积狭

窄。再加上政府在政策上的倾斜限定了医务社会工作者的职业内容（医疗社会工作、精神健康和公共卫生），这些问题都集中反映了一个缺点，就是把医务社会工作人为地定性为医疗社会工作了。

二、科班出身的医务社会工作者比较少

当前我国社会工作专业毕业的学生，直接投入社会工作领域的比例很小。由于职业的不完善和职业发展的前景渺茫，不能完全吸引社会工作毕业的大学生直接投入社会工作中，为社会工作的发展做出贡献。同时，由于医务社会工作的特殊性，它需要具备一定的医学知识才能更好地开展工作，对医务社会工作者的要求就更上一层了。这体现了一个需求取向，那就是对医学院校的新要求，如果医学院校能够很好地将社会工作专业开设下去，培养出一批符合时代要求的医务社会工作者，这将极大地提高医务社会工作在社区的服务水平。然而，当前大部分在社区从事医务社会工作的服务人员都是非科班出身，有些甚至没有接受过正规的社会工作的教育和系统的学习。很多现在正从事医务社会工作的人员都是半路出家，现学现卖型的，也有很多工作人员都是把医务社会工作当作自己的第二职业，也有的社区聘请退休的医生工作等，这些人员都不能很好地将社会工作的理论和实践很好地结合，这都不利于医务社会工作在社区的发展，不利于医务社会工作本身的发展，不利于医务社会工作的传承。[1]

三、过度注重传统的身体疾病

社区的职能是为社区居民服务的，为居民的各个方面提供服务。但是，社区在具体的服务过程中出现了单一性和滞后性的问题。在医务社会工作方面，对医院的关注和服务较多，而对公共卫生和精神健康的服务相对较少。由于目前多数医务社会工作者在社区的服务中主要以医院为服务对象，加上居民固有的医疗观念，他们对医务社会工作的理解仅仅局限于帮助治病，减缓矛盾。但是社区医务社会工作

---

[1]孙玉娇. 医务社会工作在社区服务中的应用研究[D]. 沈阳:辽宁大学,2013.

的发展不仅是对医院服务的发展,还有对公共卫生和精神健康服务的发展。医院是形,医疗、公共卫生和精神健康就是神,只有形神结合,内外贯穿,才能使社区达到一个最佳的状态,才能构建和谐社区,从而构建和谐社会。

第三节　我国社区服务中医务社会工作应用的对策

医务社会工作介入社区服务是一个比较长的过程,它需要我们共同努力,构建多方联动机制推动医务社会工作的发展。结合我国当前的国情和医务社会工作的发展情况,建议我国医务社会工作的初期发展阶段要借助医院这个平台,以医院为主要介质,为医院、公共卫生和精神健康提供服务。

一、医务社会工作介入社区服务的对策建议

(一)发展社区经济提供物质保障

经济发展是政治、文化、生态发展的保障,只有经济发展好了才能保证其他方面的发展和完善。医务社会工作要想介入社区,为其提供服务,那么社区自身的经济状况是起到基础作用的,因为经济是最基本、最基础的根据。社区经济水平的提高将有助于医务社会工作更好、更直接地介入社区服务,更好地为医院、为公共卫生、为精神健康提供服务。社区没有一定的经济基础,其他各方面的发展难以保证很好地发展。社区整体发展水平的提高会刺激人们需求的增加,当居民的需求层次提升时,必然会引起改变现有生活的状态。同时,居民将会更加关注自己的身体健康,更加关注社区整体的环境是否健康,只有这样,医务社会工作介入的条件才比较充分,介入的价值才能明显彰显,介入的功能才能体现,更好地为介入社区服务提供保障。

（二）加强政府引导完善相关政策

政策的制定关乎人民的切身利益，政府的宗旨是全心全意为人民服务，因此满足人民的需求是政府追求的方向。我国当前社会工作的发展水平并不高，医务社会工作的发展也不完善。政府引导是一个趋势，政府引导的加强将会推动社会工作和医务社会工作的发展。社会工作的发展迫在眉睫，医务社会工作发展也刻不容缓。较大的老年群体使政府不得不制定相关的社会政策以保障老年人的晚年生活老有所养、老有所乐。社区作为基层机构，将会发挥其基本的功能，医务社会工作的介入将会以比较专业化的角度进行分析，作为连接政府与社区的一个纽带不可或缺。要想保证医务社会工作最大地发挥其应有的价值，政府就需要加大资金的投入，设置医务社会工作的专项资金，缓解医务社会工作者的财政担忧，政府也要完善相关的社会工作的政策。

（三）加强职业素养提高专业化水平

社会工作发展的局限性使得多数社会工作者的专业水平不高，在具体服务的过程中无法将社会工作的理论与具体的实践完全相结合。理论专业是基础，是根基，根基打不好将会影响接下来的每一个环节。只有提高医务社会工作的专业化水平，才能站在专业化的角度去提出问题、分析问题并解决问题，才能更加专业地为社区提供服务。医务社会工作的发展具有严谨性的特点，医务社会工作者们必须认真对待。因为医务社会工作将要提供服务的对象大多都与医疗卫生有关，而医疗卫生又与居民的身体健康有着密切的关系。所以医务社会工作者们有义务也有责任提高医务社会工作的专业化水平，专业化水平的提升将会带动医务社会工作整体的发展水平，也将会为社区提供更好地服务。

医务社会工作者是具体的实行者，是投入具体的实践环境中的，他们的言行举动将会深深地影响整个为社区居民提供服务的过程，他们代表了医务社会工作的专业水平,他们是最切实的代表者。医务社会工作的职业特点要求我们必须加强医务社会工作者的职业素养。只有加强医务社会工作者的职业素养,才能培养出具有综合才能的人才和具有多科综合背景知识的人才,医务社会工作就需要这样的人才。他们有爱心、有文化、有激情,更有坚定地为社区居民提供服务的强烈意识,这样的人才队伍才是高水平的队伍,也只有这样的高水平队伍才能真正为社区提供最高效的服务。

(四)利用社区资源推进医务社会工作的介入

社区资源有很多,有自然资源、有物质资源、有人力资源、有社会资源等,只有对这些资源进行优化配置,才能充分地利用资源所带来的效益。对社区资源的认知有助于医务社会工作的介入。认知社区资源,可以帮助医务社会工作者分析社区的有利资源和不利资源,帮助他们充分发挥有利资源的优势,尽可能地减小社区的不利资源所带来的危害。同时,强化社区有利资源的使用可以推进医务社会工作介入社区服务的程度和方向,淡化社区不利资源的使用可以使社区尽可能地避免短板理论中的危害,使影响发展过程的短板尽可能变成"长板"。医务社会工作者要利用好社区的资源,做好资源的优化配置,推动医务社会工作的介入,进而推动社区的发展和建设。

二、医务社区工作的技巧

(一)吸引居民参与的技巧

医务社区工作的成功与否,与社区居民的参与程度有着很大的关系。研究发现,社区居民的参与程度受到社会动员机制、传统思想观念、居民对社区的认识、社区活动安排等因素的影响。为了提高居民的参与度,医务社会工作者需要掌握一些技巧:①注重活动开展前的宣传工作,使社区居民了解活动的目的、重要性、内容、时间、地点等信息。②为方便居民参加活动,活动安排应当人性化、形式有趣、注重实效。③取得社区积极分子的配合,通过他们的影响力,吸引更多居民参与其中。④项目设计要符合多数人的需要和特点。社区工作的范围较大,每一个患者的感受和需求可能不太一样,设计项目应考虑到是否符合绝大多数人的要求和特点。同样,在为不同群体提供服务时,也要考虑到这个群体的情况。例如,在制订针对社区老年人的活动时,要考虑到活动的强度是否适合老年人的特点;而在安排青少年的活动时,就要考虑到青少年好动的特点。在具体工作中,社会工作者更应该注重整个活动是否符合社会主义核心价值观,尤其是当我们要进行社区动员和宣传工作的时候,更应注意这一点。

（二）挖掘社区资源的技巧

资源是助人服务的基础,医务社区工作要达成方案目标,离不开对资源状况的分析,对相关资源的连接,以及促使服务对象对资源的使用。社区中存在着一些可以利用的资源,其既可能是显性的,也可能是隐性的,既可能是集中的,也可能是散落的。而这些资源极有可能是开展社区健康教育、组织公共卫生活动、实施患者团体活动时需要使用的。为此,社会工作者应该了解社区的资源状况,如驻区单位、社区服务机构、社区卫生机构、社区图书馆等拥有资源的情况。挖掘资源的工作技巧包括:①通过查阅政府编印的社会资源手册,获悉现有资源的类别和取得资源的程序。②访问当地社区领袖或热心居民,请其提供可能的资源,然后一一查证和记录。③参考其他机构挖掘资源的经验,或通过媒体,公开征求社会各界的支持。④将有可能利用的资源,按照一定标准,分类整理、编写成册,并注意及时更新。

（三）运用资源的技巧

医务社会工作介入社区服务时需要有效运用可用资源,运用资源的技巧主要包括以下方面:①切合当事人的需要。应当根据服务对象的需要提供相应的资源,以提高资源供给的适应度。②配合资源的特性。应当考虑到资源自身的特点和专长,以使其能够发挥最大效用。③顾及资源供给者的负荷能力。应当避免过度使用某些资源,影响资源运用的效果,甚至导致其退出服务计划。④尊重资源的投入。一些机构、社会热心人士愿意提供资源,社会工作者应该表示诚挚的欢迎、诚恳的接纳和诚心的尊重。例如,对于志愿者,应当充分尊重他们的热情和能力,为其提供支持和人性化的管理。⑤取得社会的信任。社会工作者应本着公开、公平、公正的原则,有效地运用各种社会资源。尤其对财物的捐献,必须依据财物管理制度,开列收据及谢函,其使用情况,也要公开征求并告知捐献者。⑥保持密切的联系。在运用社会资源之前之后,社会工作者都应与资源的提供者建立良好的关系,并保持密切的联系。一般而言,运用资源之前的联系事项,包括提供资源的内容、起讫时间及其他有关事宜,目的在于取得双方共识,以增进资源运用的效果。至于资源运用之后的联系,则包括运用情况说明、鸣谢赞助及联谊活动等,其目的乃在于维护既有的公共关系,以确保日后继续提供社会资源的可能性。

三、医务社会工作本土化

本土化反映的是一种变化和过程,它指的是外来的东西进入另一社会文化区域(本土)并适应后者的要求而生存和发挥作用的过程。本土化对外来者来说是文化适应的过程,对"本土"来说则是文化选择、融合与接受的过程,它反映了两种行为模式、处理问题方式之间的互动。对本土化的理解强调"本土"文化区域的主体性,强调两种文化之间的双向互动,较为深刻地指出了社会工作本土化的实质意涵。

(一)医务社会工作本土化的内涵及重要性

1.医务社会工作本土化的内涵

医务社会工作的本土化是医院文化与医务社会工作双向互动的过程。在治疗这个过程中,作为主体的医院文化对医务社会工作的知识、理念和技术进行选择、接纳和融合;作为外来者的医务社会工作则通过对医院文化的逐步理解、对其真实需求的不断认识进行自我调整与适应。这即医务社会工作的本土化,从引入播种到扎根生长。

2.医务社会工作本土化的重要性

在当前医疗改革环境下,医患沟通不够顺畅。一方面是医疗资源分布不均,一方面是服务流程沟通不畅与信任危机的加深。这一状态为患者、医护人员带来巨大压力。而医务社会工作者应发挥专业特长,整合资源搭建患者与医院的和谐桥梁,给患者和医院提供支持。对于推进医务社会工作的本土化具有重要现实意义。

(二)医务社会工作本土化的推进

本土化医务社会工作的开展效果显著,获得患者、家属、员工、社会多方认可与好评。但医务社会工作在规范性、实践性、专业性等方面仍存在很多问题有待改进、解决。

1.找准出发点,加强宣传引导

医务社会工作尚属起步阶段,一方面,患者及其家属甚至医务人员对医务社会工作还较为陌生,不了解医务社会工作的功能,更不知道在就医过程中可以寻求医务社工的帮助。另一方面,医院目前所能提供的医务社会工作服务有限,医务社会工作推广存在困难。为解决这一问题,可以从社会、院方层面进一步加强对医务社会工作的宣传力度,提高重视程度。同时,加大对医务社会工作的支持力度,如福利政策、就业岗位的保障等,进一步加强社会各界对医务社会工作的认同感、参与度、普及度,推进医务社会工作。[①]

2.把好着力点,加强专业化建设

如前所述,目前,在医院从事医务社会工作的人员主要由两部分组成,一是社工专业的学生,这类人员普遍缺乏医学教育背景,实务能力较弱,难以介入医患关系。二是"转岗"人员,如因工作需要,由临床、护理、卫生管理等专业的人员从事医务社会工作,这类人员因缺乏医务社会工作专业知识,难以运用专业方法开展深入、长效的服务。针对目前社工缺乏医学专业知识的情况,可从医院层面进行相关医学

---

①沈孟捷.本土医务社会工作实施路径研究[D].南昌:南昌大学,2013.

知识的培训、补充;针对"转岗"人员缺乏医务社会工作专业知识的情况,可邀请专业人士以讲座、沙龙等形式进行短期培训,也可与开设社会工作专业的高校合作,进行相关知识的系统学习,进而提高实务能力,增强医务社工工作功能。

3.明确关键点,加强项目化实践

各地医务社会工作的开展情况在一定程度上还是依赖于行政手段的推进,存在服务内容形式单一,服务活动零散、临时、短效等问题,对服务对象的针对性、长效性,服务效果有待提高。医务社会工作应进一步以问题和需求为导向,加强对医务社会工作的项目化运作,进一步整合社会资源,完善服务内容提升服务内涵,结合服务对象的特点与需求,提供针对性、常态性、深入性的服务,确保服务更精准、长效。

4.找好落脚点,加强科学化管理

目前,医务社会工作管理的规范性有待加强,管理制度有待完善,管理体系有待构建。针对这一问题,应进一步强化医务社会工作的管理,建立健全线上线下管理网络,建立健全招募制度、督导制度、评估制度、激励制度等,完善培训体系、服务流程,进一步激发服务人员的参与热情,肯定服务人员的服务价值,保障服务人员的合法权益,促进医务社会工作健康、持续发展。

(三)本土医务社会工作人才培养

医务社会工作者在当前的医疗环境中的人力需求缺口巨大,医务社会工作专项人才的培养始终落后于行业对人才的需求。为应对人才供不应求的状况,我们认为应从以下几个方面加强本土化的医务社会工作人才培养。

1.加强本土医务社会工作督导的培养

尽管各地已在陆续培养本土社会工作督导,开设督导培训班,然而在实践中医务社会工作督导仍然供不应求。因此,需要从机构或行业制度上保障医务社会工作督导工作的开展,建立和落实相关的督导制度,赋予医务社会工作督导人员行政上的权威和责任,明确医务社会工作督导人员的督导频次、督导工作内容和流程、督导工作评估和考核等事项。此外,也需发挥医务社会工作行业协会的功能,对已有的本土医务社会工作督导进行统计和备案,打破行业壁垒,建立医务社会工作督导支持及发展体系。在体系内,对新晋医务社会工作督导提供支持,促进医务社会工作督导之间的交流与相互学习,以不断提升督导能力,培育更多的本土医务社会工作督导。同时,对于缺乏医务社会工作督导的社会工作服务机构,可以从工作实际需求出发,通过医务社会工作督导支持体系,自主外聘资深医务社会工作者提供督导并让督导与一线医务社会工作者共同开展服务。

2.提升医务社会工作培训的系统性与规范性

一方面,医务社会工作培训十分需要建立系统性的培训机制,尤其是针对不同阶段、不同类型的医务社会工作者提供个别化的培训课程。例如针对在校社会工作专业学生开设讲座课程,针对新晋医务社会工作者开设提升实务能力技巧的课程,针对资深医务社会工作者开设精进专业理论和实务能力的课程,针对医疗机构管理人员开设加强社会工作职业认知的课程等。另一方面,虽然目前各类医务社会工作培训品目繁多,但缺乏持续性和系统性。因此,建议在原有培训课程的基础上进行整合,鼓励相关培训单位建立系统的培训课程,尤其是半年以上的系统培训课程,将理论与实操训练及后期督导跟进结合,以达到更好的培训效果。

3.继续探索专项人才培养机制

鼓励和支持有条件的医务社会工作服务机构开展专项人才培养课程,发展医务社会工作督导对外支持系统,开展专项人才培养的相关研究,探索出一条适合本土推广及发展的医务社会工作人才培养路径。

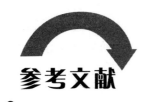

参考文献

REFERENCES

[1]陈殊妤.城市社区医务社会工作服务模式探索[D].长春:东北师范大学,2012.

[2]成娅.我国医务社会工作政策研究[D].成都:西南石油大学,2017.

[3]崔砾月.健康促进—医务社工在社区社会工作中的实践与反思[D].长春:长春工业大学,2018.

[4]范斌.增能与重构 医务社会工作案例研究[M].上海:华东理工大学出版社,2017.

[5]李兵.社会服务[M].北京:知识产权出版社,2011.

[6]李娟.我国医务社会工作发展模式比较研究[J].中国卫生事业管理,2016,33(05):391-393.

[7]李雷,郎景和.精准医学[J].国际妇产科学杂志,2016,43(04):365-376.

[8]刘斌志.社会工作视域下艾滋患者的复原力研究[J].华东理工大学学报(社会科学版),2010,25(03):25-34.

[9]刘岚,孟群.当前我国几种医务社会工作实务模式比较[J].医学与社会,2010,23(02):36-38.

[10]刘岚.我国医务社会工作制度框架及政策研究[D].武汉:华中科技大学,2011.

[11]吕洁.社区服务工作的专业化研究[D].北京:首都经济贸易大学,

2012.

[12]钱坤,王珊珊,韦宁华.医务社会工作本土化的实践与探索[J].现代医院管理,2019,17(03):83-84+88.

[13]沈孟捷.本土医务社会工作实施路径研究[D].南昌:南昌大学,2013.

[14]孙玉娇.医务社会工作在社区服务中的应用研究[D].沈阳:辽宁大学,2013.

[15]王丽娟.城市社区服务体系的组织与运行机制研究[D].兰州:兰州大学,2011.

[16]王世强.社区服务项目设计[M].北京:中国社会出版社,2017.

[17]王卫平,郑立羽.医务社会工作[M].西安:西安交通大学出版社,2015.

[18]吴丽月,李旭.精神健康社会工作实务中的挑战与对策[J].社会福利(理论版),2018(12):37-39+43.

[19]薛镭,刘旺.人工智能对医疗服务的机遇和发展展望[J].商讯,2019(10):173.

[20]杨建章.推进城市社区服务发展的路径研究[D].厦门:厦门大学,2013.

[21]岳经纶,刘洪,黄锦文.社会服务[M].北京:中国社会出版社,2011.

[22]张婷婷,王彩霞.医务社会工作伦理价值探析[J].中国医学伦理学,2017,30(01):109-112.

[23]赵怀娟,宋宇宏,杨正霞.医务社会工作[M].北京:北京大学医学出版社,2015.

[24]甄红菊.我国医务社会工作现状及对策[J].医学与社会,2013,26(01):58-60.